I0480633

Maximilian V. Wolfhagen

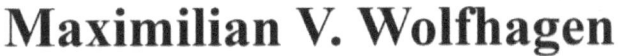

SCHWANGER
WERDEN

DIE 7 SCHRITTE VOM
KINDERWUNSCH
ZUR SCHWANGERSCHAFT

Familienplanung auf natürlichem Weg -
erprobte und bewährte Methode -
angepasst an den heutigen Alltag

Inhaltsverzeichnis

Vorwort

"Der Fehler liegt im Detail" heißt es oft, und so ist es auch

Schritt 1: Der Zyklus

Der Menstruationszyklus

Der weibliche Zyklus

Das passiert im Laufe eines Zyklus

Die drei Zyklusphasen

Die Follikelphase: 1. – 12. Zyklustag

Der Eisprung: 13.-14. Zyklustag

Am Eisprung sind verschiedene Hormone beteiligt

Die Gelbkörperphase (Lutealphase): 15. bis 28. Zyklustag

Der Individuelle Zyklus einer Frau

Die Zykluslänge

Der klassische 28-Tage-Zyklus nur ein Mythos?

Schwankungen bei der Zykluslänge sind normal

Zyklusstörungen: Wenn die Hormone aus dem Gleichgewicht geraten

So berechnen Sie Ihre durchschnittliche Zykluslänge

Die fruchtbaren Tage der Frau

Nur an wenigen Tagen ist eine Befruchtung der Eizelle möglich

Grundkenntnisse der natürlichen Familienplanung

Schwanger werden durch die Messung der Basaltemperatur

Worum handelt es sich bei der Basaltemperatur?

So verändert sich die Basaltemperatur während des Zyklus

Die Basaltemperatur während des Zyklus

Das Feststellen einer Schwangerschaft

Das Erstellen einer Basaltemperaturkurve

Die Basaltemperatur richtig messen

Schwanger werden mit der Zervixschleimmethode

Die Zervixschleimmethode

Die Anwendung der Zervixschleimmethode

Die Konsistenz des Zervixschleims im Laufe eines Zyklus

Phase 1: Zu Beginn des Zyklus

Phase 2: Kurz vor dem Eisprung

Phase 3: Die Tage um den Eisprung

Phase 4: nach dem Eisprung

So zuverlässig ist die Zervixschleim Methode

Schwanger werden durch die Beobachtung des Muttermundes

Der Muttermund im Laufe eines Zyklus

So tasten Sie den Muttermund ab

Wie verändert sich der Muttermund im Zyklus?

Der Muttermund vor dem Eisprung

Der Muttermund in der fruchtbaren Phase

Der Muttermund nach dem Eisprung

So zuverlässig ist die Abtastmethode

Lohnt sich der Kauf eines Zykluscomputers?

Hier finden Sie eine Zykluscomputer – Kaufberatung www.vergleichspirat.de

Schritt 2: Die Eizellen

So können Sie die Eizellenqualität verbessern

Die Eizellenqualität durch die Ernährung verbessern

Schwanger werden mit der mediterranen Küche

Rezeptvorschlag: Linsen-Spargel-Risotto mit Lachs

Thymian-Tomaten-Crostini

Pasta mit Pesto

Crostini mit Avocadocreme

Wer sich gesund ernährt fühlt sich auch gut?

Natürliche Lebensmittel - Bio-Lebensmittel

Die Eizellenqualität durch einen gesunden Lebensstil verbessern

Verzichten Sie auf Alkohol und Zigaretten

Reduzieren Sie Übergewicht

Die Eizellenqualität durch Vitamine und Nahrungsergänzungsmitteln verbessern

Vitamin D3

Folsäure (Vitamin B6, B9)

Coenzym Q-10

Fettsäuren: Omega 3

DHEA

Hier finden Sie spezielle Kinderwunsch Nahrungsergänzungsmittel um mögliche Unterversorgungen auszugleichen

►►►►►www.vergleichspirat.de

Schritt 3: Die Spermien

So kann Ihr Partner die Qualität seiner Spermien verbessern

Ein unerfüllter Kinderwunsch kann an der Spermienqualität liegen

Verbesserte Spermienqualität durch verbesserten Lebensstil

Nicht rauchen

Weniger Alkohol trinken

Kühle Temperaturen bevorzugen

Mehr Bewegung

Mehr Geschlechtsverkehr

Das Gewicht reduzieren

Verbesserte Spermienqualität durch die richtige Ernährung

Auf Chemikalien verzichten

Für genügend Ausgleich im Alltag sorgen

Zeugungsfähigkeit – Booster für den Mann

Schritt 4: Stress abschalten

Stress verhindert den Eisprung

Stressabbau um endlich schwanger zu werden

So beeinflusst Stress den weiblichen Zyklus

Hormone und Stresshormone

Die Funktion von Stresshormonen

Stress heißt für den Körper Gefahr

Stress begünstigt Zyklusschwankungen

Dauerhafter Stress kann zum Ausbleiben der Periode
führen

Zyklusstörungen durch hormonelle Dysbalancen

Unerfüllter Kinderwunsch: Stress kann eine
Schwangerschaft verhindern

Ausbleiben des Eisprungs durch Stress

Der Körper muss für eine Schwangerschaft bereit sein

Druck bei der Familienplanung

Was kann man gegen stressbedingte Zyklusstörungen
unternehmen?

Die effektivsten Methoden, um Stress langfristig abzubauen und endlich schwanger zu werden

Tipps, um abzuschalten und schneller schwanger zu werden

Schritt 5: Lassen Sie sich nicht unter Druck setzen

Unter Druck kann sich nichts entfalten

Glückshormone senken das Stressgefühl.

Bewegen Sie sich also ausreichend tagsüber

Beobachten Sie sich mal ganz genau

Welche Folgen hat Schlafmangel?

Wer eher auf Naturheilverfahren schwört, kann beispielsweise eine Anti-Stress-Kur machen

Schritt 6: Liebt euch in der richtigen Stellung und helft den Spermien leichter und schneller zum Ziel zu kommen

Entspannungsübung

Schritt 7: Verbannen Sie Chemie und nutzen Sie natürliche Mittel

Bestimmte Medikamente vermeiden

Altbewerte Hausmittel

Allgemeine natürliche Gesundheits-Tipps

Hautprobleme

Checkliste

Abschalten

Ihr Zyklus

Ihre Eizellen

Darauf sollte Ihr Partner achten

Was sind sinnvolle Hilfsmittel und wie erkenne ich diese?

Zum Kinderwunsch Vergleichsportal

Kinderwunsch Tagebücher und Blöcke

Der Video-Kurs zum Buch

Das Hörbuch zum Buch

Schlusswort

Maximilian v. Wolfhagen

SCHWANGER WERDEN

DIE 7 SCHRITTE VOM KINDERWUNSCH ZUR SCHWANGERSCHAFT

Familienplanung auf natürlichem Weg – erprobte und bewährte Methode – angepasst an den heutigen Alltag.

Der Alltag einer modernen Frau hat sich in den letzten 20 Jahren komplett verändert. Darauf muss man auch beim Kinderwunsch reagieren.

Eine gute Ausbildung oder ein Studium gehört heutzutage als Grundlage für ein erfülltes Leben eben dazu. Dadurch wird der Kinderwunsch auch später zum Thema als vor einigen Jahren.

Haftungsausschluss:

Die Nutzung dieses E-Books und die Umsetzung der enthaltenen
Informationen, Anleitungen und Strategien erfolgt auf eigenes Risiko.
Der Autor kann für etwaige Schäden jeglicher Art aus keinem
Rechtsgrund eine Haftung übernehmen. Haftungsansprüche gegen
den Autor für Schäden materieller oder ideeller Art, die durch die
Nutzung oder Nichtnutzung der Informationen bzw. durch die
Nutzung fehlerhafter und/oder unvollständiger Informationen
verursacht wurden, sind grundsätzlich ausgeschlossen. Rechts- und
Schadenersatzansprüche sind daher ausgeschlossen. Dieses Werk
wurde sorgfältig erarbeitet und niedergeschrieben. Der Autor
übernimmt jedoch keinerlei Gewähr für die Aktualität,
Vollständigkeit, Qualität oder Richtigkeit der Informationen.
Druckfehler und Falschinformationen können nicht vollständig
ausgeschlossen werden. Es kann keine juristische Verantwortung
sowie Haftung in irgendeiner Form für fehlerhafte Angaben vom
Autor übernommen werden.

Urheberrecht:

Das Werk einschließlich aller Inhalte, wie Informationen, Strategien
und Tipps ist urheberrechtlich geschützt. Alle Rechte vorbehalten.
Nachdruck oder Reproduktion (auch auszugsweise) in irgendeiner
Form (Druck, Fotokopie oder anderes Verfahren) sowie die
Einspeicherung, Verarbeitung, Vervielfältigung und Verbreitung mit
Hilfe elektronischer Systeme jeglicher Art, gesamt oder
auszugsweise, ist ohne ausdrückliche schriftliche Genehmigung des
Autors untersagt. Alle Übersetzungsrechte vorbehalten. Die Inhalte
dürfen keinesfalls veröffentlicht werden. Bei Missachtung werden
rechtliche Schritte eingeleitet.

Impressum:

Rechte bei Michael Bresler
Hufer Weg 22

51381 Leverkusen
mbr@schwangerwerden-30plus.de

Vorwort

Herzlichen Glückwunsch zu Ihrer Entscheidung, Ihren Kinderwunsch selber in die Hand zu nehmen und aktiv ein paar Dinge zu ändern, um schneller schwanger zu werden!

Heutzutage wird es immer schwieriger, schwanger zu werden (und zu bleiben!).

Stress, Verpflichtungen und Beruf rauben Zeit, um seinen Körper auf eine Schwangerschaft vorzubereiten. Das ist verständlich und leider mittlerweile normal geworden.

Mein Name ist Maximilian V. Wolfhagen und ich freue mich, Sie hier begrüßen zu dürfen. Hier geht es darum, ohne IVF oder ICSI Behandlung schwanger zu werden.
(Zusätzlich gibt es aber mittlerweile immer mehr Frauen, die meine Tipps unterstützend zu einer IVF oder ICSI Behandlung anwenden.)

Ich kann Ihnen versichern: Es gibt Möglichkeiten, trotz wenig Zeit und einem stressigen Alltag schwanger zu werden (und zu bleiben!).

… Ohne IVF oder ICSI Behandlung.

Keine Sorge: Sie müssen dafür keine fragwürdigen Produkte einnehmen, welche oftmals schlimme Nebenwirkungen haben können.

Fakt ist: Es gibt kein Wundermittel und auch kein Wunderprodukt, welches alles andere egal werden lässt.
Die Einnahme oder Benutzung ohne Hintergrundwissen, lässt einen andere, viel wichtigere Dinge vernachlässigen.

Leider wird auch oftmals zu schnell zu einer teuren Behandlung geraten und die erhoffte Beratung über natürliche Methoden bleibt meistens aus.

Schnell kommt der Gedanke auf: "Auf natürlichem Weg funktioniert es bei mir nicht, mir bleibt nur die Hoffnung auf eine künstliche Lösung".

Das ist aber oftmals falsch, lassen Sie sich nicht entmutigen.

Mittlerweile haben viele Frauen das Gegenteil bewiesen.

Wie es im Grunde funktioniert wissen Sie natürlich auch so, trotzdem gibt es Stellschrauben, an denen Sie drehen können – und drehen müssen, um schwanger zu werden.

Die wahre Herausforderung ist es zu wissen, was in Ihrem Körper durch bestimmte Dinge und Verhaltensmuster ausgelöst wird und was daraus resultiert.

Wenn Sie diese Dinge wissen, können Sie nämlich leicht die Sachen abstellen, welche eine Schwangerschaft verhindern.

So zum Beispiel können Sie leicht selber die Verhaltensmuster erkennen, welche Ihren Kinderwunsch verhindern und Sie befolgen nicht irgendwelche Ratschläge, die gar nicht auf Sie zutreffen.

"Der Fehler liegt im Detail" heißt es oft, und so ist es auch

Bitte nehmen Sie aus jedem Kapitel etwas mit, am Ende dieses Buches werden Sie sicher sein alles richtigzumachen. Und genau diese Sicherheit bringt Sie wieder näher an Ihr Babyglück, weil auch die Entspannung beim Kinderwunsch eine wichtige Rolle spielt.

Schritt 1: Der Zyklus

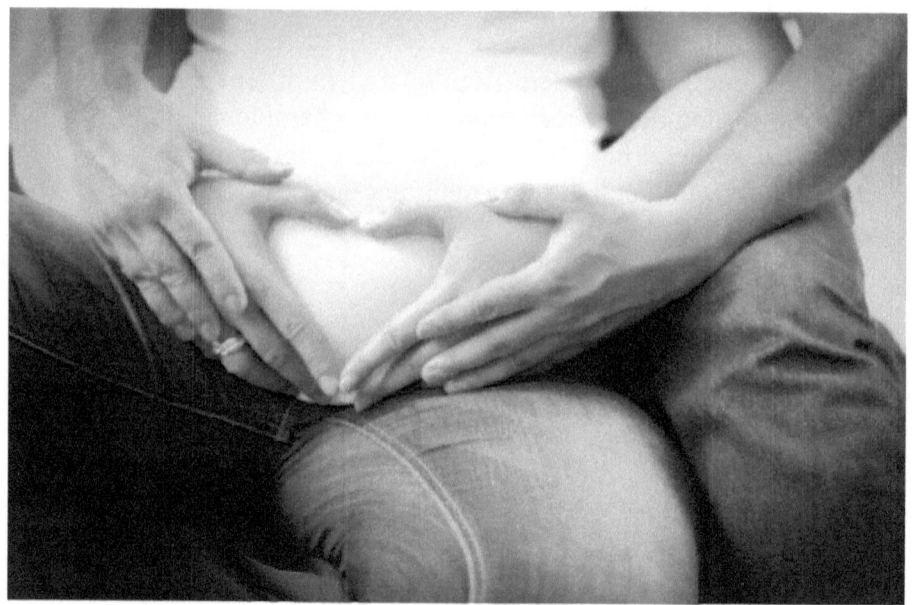

Der Menstruationszyklus

Der weibliche Zyklus

Der weibliche Zyklus beginnt am ersten Tag der Regel und endet einen Tag vor der Monatsblutung. Der Regel-Zyklus dauert 28 Tage, wobei der Eisprung am 14. Zyklustag stattfindet. Dennoch haben die meisten Frauen einen Zyklus, der zwischen 25 und 35 Tagen dauert und von Zyklus zu Zyklus auch gerne einmal schwankt.

Sobald der Entschluss gefallen ist, ein Kind in die Welt zu setzen, sollte man sich mit dem Thema Zyklus auch so gut wie möglich auskennen, damit man die fruchtbaren und unfruchtbaren Tage möglichst genau bestimmen kann.

In jeder Zyklusphase verändert sich der Körper und man kann relativ leicht feststellen, in welcher der drei Phasen man sich gerade befindet. Vor allem unsere Körpertemperatur und die Konsistenz des Zervixschleims geben uns ziemlich schnell Aufschluss darüber, ob wir uns gerade in unseren fruchtbaren Tagen befinden oder nicht. Ebenso kann man durch das Abtasten des Muttermundes herausfinden, in welcher Phase man sich aktuell befindet.

Das passiert im Laufe eines Zyklus

In jedem einzelnen Zyklus reift eine Eizelle heran, die befruchtet werden möchte. Währenddessen wandelt sich die Gebärmutterschleimhaut so um, damit sich die befruchtete Eizelle einnisten kann. Diese Prozesse werden ganz automatisch von verschiedenen Hormonen gesteuert.

Die Eizelle wird zur Mitte des Zyklus (etwa am 14. Zyklustag) reif und kann befruchtet werden. Wenn die Eizelle innerhalb von 24 Stunden nicht befruchtet wird, stirbt sie ab. Auch das neu gebildete Gebärmuttergewebe wird einfach wieder abgestoßen und die Regelblutung setzt an. Dabei verliert man etwa 150 ml Blut.

Die drei Zyklusphasen

Die Follikelphase: 1. – 12. Zyklustag
Die Menstruationsphase ist die Phase, in der Sie Ihre Tage haben. Sie startet nämlich am ersten Tag Ihrer Periode. In dieser Phase baut sich die Gebärmutterschleimhaut wieder auf, um sich auf eine Schwangerschaft vorzubereiten. Währenddessen reifen im Eierstock Follikel heran, die jeweils eine Eizelle beinhalten.

Doch in der Regel ist es so, dass nur ein Follikel platzt und die Eizelle zur Befruchtung freigibt. Auch die

Gebärmutterschleimhaut macht sich für eine eventuelle Einnistung einer Eizelle bereit.

Der Eisprung: 13.-14. Zyklustag

Beim sogenannten Eisprung (Ovulation) macht sich die reife Eizelle auf den Weg in Richtung Gebärmutter.

Während dieser Zeit sind Sie fruchtbar. Das bedeutet im Klartext, dass Sie schwanger werden können, wenn an diesem Tag Samen auf das befruchtete Ei treffen. Bei manchen Frauen macht sich der Eisprung sogar durch ein leichtes Ziehen im Unterleib bemerkbar.

Am Eisprung sind verschiedene Hormone beteiligt

Für einen erfolgreichen Eisprung werden vier Hormone benötigt. Am Anfang des weiblichen Zyklus wird vermehrt Östrogen produziert, damit die Follikel in den Eierstöcken reifen können. Sobald genug Östrogen produziert wurde, setzt der Körper die Hormone LH und FSH frei, die das Follikel Wachstum stimulieren.

Das ausgewählte Follikel, das die Eizelle enthält, ist von einer mit einer Flüssigkeit gefüllten Blase umgeben, die immer größer wird, während der Follikel heranreift. In dieser Flüssigkeit bildet sich bereits ein wenig Progesteron. Nach dem Eisprung wird das Eibläschen zum Gelbkörper, der das Gelbkörperhormon Progesteron bildet.

Während das Östrogen dafür gesorgt hat, dass die Gebärmutterschleimhaut aufgebaut wird, sorgt jetzt das Progesteron dafür, dass sich die Gebärmutterschleimhaut auf die Einnistung des befruchteten Eies vorbereiten kann.

Die Gelbkörperphase (Lutealphase): 15. bis 28. Zyklustag

Die Zeit zwischen Eisprung und der nächsten Regelblutung – die ungefähr 12-13 Tage dauert - wird als Gelbkörperphase bezeichnet. Der Follikel, der die Eizelle zur Befruchtung freigegeben hat, wandelt sich nach dem Eisprung in einen Gelbkörper um, wobei das Hormon Progesteron ausgeschüttet wird.

Das Progesteron sorgt dafür, dass sich die Eizelle in die Gebärmutterschleimhaut einnisten kann, indem sie dicker wird.

Die Eizelle (befruchtet und unbefruchtet) macht sich dann auf den Weg in die Gebärmutter. Wenn in dieser Zeit keine Befruchtung stattfindet, bildet sich der Gelbkörper im Eierstock wieder zurück und auch die oberste Schicht der Schleimhaut löst sich ab und es kommt erneut zur Regelblutung. Zu diesem Zeitpunkt beginnt der Zyklus dann wieder von vorne.

Der Individuelle Zyklus einer Frau

Die Zykluslänge

Im Allgemeinen wird ein Zyklus dann als normal betrachtet, wenn er zwischen 25 und 35 Tagen dauert. Sollte Ihr durchschnittlicher Zyklus deutlich kürzer oder länger sein, sollten Sie mit Ihrer Gynäkologin darüber sprechen, um eine Zyklusstörung oder eine Erkrankung auszuschließen.

Der klassische 28-Tage-Zyklus nur ein Mythos?

Vor allem die Frauen, die schon einmal die Pille genommen haben, denken, dass der 28-Tage-Zyklus die absolute Norm wäre und erschrecken dann, wenn sie nach dem Absetzen der Pille von dieser sogenannten Norm abweichen. Beim 28-Tage-Zyklus handelt es sich allerdings nur um eine durchschnittliche

Zyklusdauer, die mit Ihrer natürlichen Zyklusdauer nicht übereinstimmen muss.

Tatsächlich haben auch nur die wenigsten Frauen einen natürlichen Zyklus von 28 Tagen. Bei den meisten Frauen dauert er zwischen 25 und 35 Tage.

Schwankungen bei der Zykluslänge sind normal

Da der Zyklus einer Frau von zahlreichen Faktoren beeinflusst wird und vom Zusammenspiel mehrerer Hormone abhängig ist, unterliegt er auch ziemlich vielen Schwankungen. Somit muss die Zykluslänge auch nicht immer gleich lang sein und kann sowohl von Frau zu Frau, als auch von Zyklus zu Zyklus variieren. Es ist also durchaus normal, dass ein Zyklus vielleicht 29 Tage dauert und der darauffolgende Zyklus 35.

Dementsprechend schwanken auch das Einsetzen des Eisprungs und die fruchtbaren Tage. Wer den Wunsch hat, schwanger zu werden, sollte seine Zykluslänge genau kennen und beobachten, um die fruchtbaren Tage besser bestimmen zu können.

Zyklusstörungen: Wenn die Hormone aus dem Gleichgewicht geraten

Wie bereits erwähnt, gibt es vielerlei Dinge, die den Hormonhaushalt einer Frau durcheinanderwirbeln können: Stress, Krankheit und eine falsche Ernährung sind jedoch die häufigsten Ursachen für eine Zyklusstörung.

Eine Zyklusstörung entsteht in der Regel dann, wenn der Körper zu wenig oder zu viel von bestimmten Hormonen produziert, die sich auf den Zyklus auswirken.

Daneben kann auch eine organische Störung vorliegen – wie zum Beispiel eine Veränderung der Fortpflanzungsorgane -, die dafür sorgt, dass der Zyklus einer Frau aus dem Takt gerät. Von Zyklusstörungen spricht man dann, wenn die Regelblutung, zu früh, zu spät oder gar nicht einsetzt. Auch die Dauer der Periode und die Stärke können davon betroffen sein.

• Bei einem verlängerten Zyklus, der auch Oligomenorrhoe genannt wird, kommt es erst nach mehr als 35 Tagen zur Regelblutung.

• Bei einem verkürzten Zyklus, der auch Polymenorrhoe genannt wird, setzt die Regelblutung dafür schon nach 25 Tagen oder weniger ein.

• Von einer Amenorrhoe wird dann gesprochen, wenn es bereits seit über 90 Tagen zu keiner Monatsblutung mehr kam.

• Von einer starken Monatsblutung (Hypermenorrhoe) ist dann die Rede, wenn man mehr als 5 Tampons/Binden pro Tag benötigt.

• Eine Blutung kann als schwach (Hypomenorrhoe) bezeichnet werden, wenn man weniger als 2 Tampons oder Binden pro Tag benötigt.

• Eine lange Regelblutung (Menorrhagie) dauert mehr als sechs Tage.

• Und eine verkürzte Regelblutung (Brachymenorrhoe) dauert weniger als drei Tage an.

In der Regel normalisieren sich Zyklusstörungen wieder ganz von allein, sobald die Faktoren wegfallen, die sie hervorgerufen haben (z. B. Stress oder Krankheit).

Eine Ausnahme bilden erblich bedingte Zyklusstörungen oder Zyklusstörungen, die sich aufgrund von einer organischen Störung ergeben. Wenn Ihr Zyklus gelegentlich von den Normalwerten abweicht, besteht auch noch kein Grund zur Sorge. In folgenden Fällen sollten Sie sich jedoch vorsichtshalber von einem Arzt untersuchen lassen:

• Wenn Sie bereits über 16 sind und noch keine Periode hatten.

• Wenn Ihre Periode ganz ausbleibt.

• Wenn Ihre Zyklusstörung (Oligomenorrhoe, Polymenorrhoe, etc.) bereits länger als 3 Monate andauert.

• Wenn Ihre Regelblutung so stark ist, dass Sie sich durch den Blutverlust geschwächt fühlen.

• Wenn es auch nach den Wechseljahren noch zu Blutungen kommt.

So berechnen Sie Ihre durchschnittliche Zykluslänge

Um herauszufinden, ob Ihr Zyklus regelmäßig oder unregelmäßig ist, sollten Sie Ihre durchschnittliche Zykluslänge kennen. Diese können Sie ganz einfach berechnen. Dazu notieren Sie sich in einem Periodenkalender jeden Monat den ersten Tag Ihrer Menstruationsblutung, welcher immer den ersten Tag Ihres Zyklus darstellt. Das Ganze machen Sie nun über einen Zeitraum von einem halben Jahr.

Nach dieser Zeit können Sie auch schon Ihre durchschnittliche Zyklusdauer berechnen. Dazu teilen Sie die Summe Ihrer monatlichen Zykluslängen einfach durch 6. Dazu noch ein Rechenbeispiel:

25 Tage (Zyklusdauer 1. Zyklus)

+ 30 Tage (Zyklusdauer 2. Zyklus)

+ 27 Tage (Zyklusdauer 3. Zyklus)

+ 28 Tage (Zyklusdauer 4. Zyklus)

+ 31 Tage (Zyklusdauer 5. Zyklus)

+ 26 Tage (Zyklusdauer 6. Zyklus)

= 167 Tage

Nun müssen Sie nur noch den Durchschnitt berechnen. Dazu dividieren Sie einfach die Gesamtzahl der Tage durch die Anzahl der Zyklen. In unserem Beispiel würde, das wie folgt aussehen:

167 (Tage): 6 (Zyklen) = 27,8 Tage

Ihre durchschnittliche Zykluslänge würde in diesem Beispiel also 27,8 Tage betragen. Ein Periodenkalender ist das einfachste und beste Mittel, mit dem Sie Ihren Zyklus ganz genau überwachen können. Vor allem, wenn Sie bereits einen Kinderwunsch hegen, hilft Ihnen der Kalender dabei, Ihre fruchtbaren Tage leichter zu bestimmen.

Die fruchtbaren Tage der Frau

Nur an wenigen Tagen ist eine Befruchtung der Eizelle möglich

Die Eizelle kann natürlich nur während der fruchtbaren Tage einer Frau befruchtet werden. Die fruchtbaren Tage beginnen mit dem Eisprung. Dabei löst sich die Eizelle aus dem Eierstock und schreitet durch den Eileiter in Richtung Gebärmutter fort.

Danach ist die Eizelle nur noch zwischen 12–24 Stunden überlebensfähig. Samenzellen hingegen können bis zu 5 Tage überleben.

Das bedeutet also, dass es in jedem Zyklus maximal 6 Tage gibt, an denen eine Frau theoretisch schwanger werden kann. Genau aus diesem Grund ist es auch so wichtig, dass man seinen Zyklus so gut wie möglich kennt.

Grundkenntnisse der natürlichen Familienplanung

Damit es mit dem Schwanger-Werden auch tatsächlich klappt, ist es wichtig, die Grundlagen der natürlichen Familienplanung (NFP) zu kennen.

Mit Hilfe von bestimmten körperlichen Anzeichen, kann man ganz einfach feststellen, in welcher Zyklusphase man sich befindet und ob man gerade fruchtbar ist oder nicht. Unter anderem geben uns folgende drei Komponenten Aufschluss darüber, ob unser Körper gerade für eine Empfängnis bereit ist: Die Basaltemperatur, die Konsistenz des Zervix Schleims und der Tastbefund des Muttermundes.

Um den Zeitpunkt des Eisprungs möglichst genau bestimmen zu können, sollte man jeden Morgen gleich nach dem Aufwachen seine Körper- bzw. Basaltemperatur messen. Zusätzlich dazu sollte man die Konsistenz des Zervix Schleims regelmäßig untersuchen und dabei auch den Gebärmutterhals bzw. den Muttermund abtasten.

Wenn man diese drei Methoden miteinander kombiniert und die Werte und Beobachtungen in eine Tabelle einträgt, kann man den Zeitpunkt des Eisprungs ziemlich genau bestimmen. So erhöht sich auch die Wahrscheinlichkeit einer baldigen Schwangerschaft.

Schwanger werden durch die Messung der Basaltemperatur

Worum handelt es sich bei der Basaltemperatur?

Bei der Basaltemperatur handelt es sich um die Körpertemperatur der Frau, die direkt nach dem Aufwachen und vor dem Aufstehen gemessen wird. Aus diesem Grund wird die Basaltemperatur häufiger auch als Aufwachtemperatur bezeichnet. Die Basaltemperatur kann sich dabei unterstützen endlich schwanger zu werden, da sie sich im Laufe eines

Zyklus verändert und dabei einem ganz bestimmten Muster folgt.

Da sich die Körpertemperatur im Laufe eines Tages verändert, misst man die Körpertemperatur direkt morgens nach dem Aufwachen, um vergleichbare Messergebnisse zu erhalten. Die sogenannte Temperaturmethode bzw. Basaltemperaturmethode hilft Ihnen dabei, Ihre fruchtbaren Tage leichter zu bestimmen.

Dabei erfassen Sie jeden Morgen Ihre Aufwachtemperatur und werten sie aus. Bei einem bestehenden Kinderwunsch können Sie anhand der Basaltemperaturkurve ermitteln, ob Sie sich gerade in Ihren fruchtbaren Tagen befinden.

So verändert sich die Basaltemperatur während des Zyklus

Zu Beginn eines Zyklus (ab dem ersten Tag der Monatsblutung) ist die Basaltemperatur niedrig und entspricht der normalen Körpertemperatur. Kurz vor dem Eisprung sinkt sie häufig leicht ab und steigt dann direkt nach dem Eisprung um mindestens 0,2 °C an. Erst zum Ende des Zyklus (kurz vor Beginn der Monatsblutung) fällt die Basaltemperatur dann wieder ab.

Die Basaltemperatur während des Zyklus

• 1. Phase
normale Körpertemperatur

• 2. Phase
Kurz vor dem Eisprung fällt die Basaltemperatur erst einmal ab und steigt dann deutlich an (mindestens um 0,2 °C)

• 3. Phase
Nach dem Eisprung bleibt die Körpertemperatur konstant erhöht

• 4.

PhaseKurz vor Beginn der Monatsblutung sinkt die Basaltemperatur wieder ab.

Das Hormon Progesteron beeinflusst die Körpertemperatur

Nach dem Eisprung - in der sogenannten Gelbkörperphase - wird das Geschlechtshormon Progesteron im Gelbkörper gebildet.

Dieses Hormon hat einen direkten Einfluss auf das Wärmeregulationszentrum des Körpers und sorgt für einen Anstieg der Körpertemperatur. Da Progesteron vom Körper nur dann gebildet wird, wenn es tatsächlich zum Eisprung kommt, ist der Anstieg der Basaltemperatur ein eindeutiges Anzeichen für den Eisprung und ein Indikator dafür, dass Sie sich gerade in Ihren fruchtbaren Tagen befinden.

Wenn es während des gesamten Zyklus zu keinem Temperaturanstieg kommt, fand höchstwahrscheinlich auch kein Eisprung statt. Wenn der Eisprung hingegen stattgefunden hat, kommt es innerhalb von 48 Stunden zu einem Temperaturanstieg von mindestens 0,2 °C.

Auch in den nachfolgenden Tagen sollte die Basaltemperatur nicht wieder absinken. Falls die Eizelle nicht befruchtet wird, stirbt der Gelbkörper zum Ende des Zyklus wieder ab. Dadurch nimmt auch der Progesteronspiegel wieder ab und die Körpertemperatur sinkt wieder auf ihr normales Niveau.

Das Feststellen einer Schwangerschaft

Durch die tägliche Messung der Basaltemperatur lässt sich auch sehr leicht feststellen, ob die Befruchtung erfolgreich war und bereits eine Schwangerschaft besteht.

Wenn die Basaltemperatur zum Ende des Zyklus nicht wieder absinkt und Ihre Periode ausbleibt, können Sie ziemlich sicher sein, dass Ihr Schwangerschaftswunsch in Erfüllung gegangen ist. Denn durch die hormonelle Umstellung des Körpers bleibt die Basaltemperatur hoch.

Das Erstellen einer Basaltemperaturkurve

Die fruchtbaren Tage mit der Temperaturmethode ermitteln.

Mit der Temperaturmethode lässt sich im Nachhinein feststellen, ob und wann ein Eisprung erfolgt ist, da die Körpertemperatur nach dem Eisprung ansteigt. Durch das Auswerten der Basaltemperaturkurve lässt sich der aktuelle Fruchtbarkeitsstatus zuverlässig ermitteln. Nachdem Sie morgens Ihre Basaltemperatur gemessen haben, tragen Sie diesen Wert (auf ein halbes Zehntel Grad gerundet) als Punkt in eine sogenannte Zyklustabelle bzw. Kurvenblatt ein.

Diese einzelnen Punkte verbinden Sie dann miteinander, wodurch Sie eine Basalkurve erhalten und ganz leicht erkennen können, wann es zum Anstieg Ihrer Basaltemperatur - sprich zum Eisprung - gekommen ist.

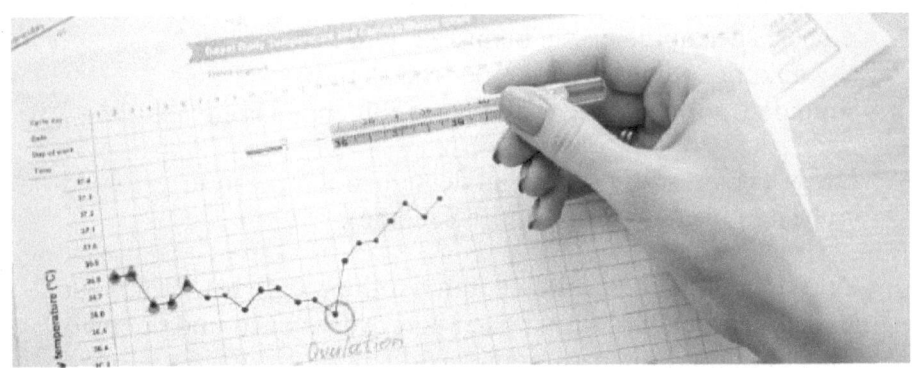

Abbildung 1 Basaltemperaturmethode: Quelle Shutterstock

Wenn Ihnen das zu viel Aufwand ist, sollten Sie über die Anschaffung eines Zykluscomputers nachdenken. Der Vorteil eines Zykluscomputers besteht darin, dass er Ihre Basaltemperatur genauestens erfasst und die Ergebnisse ganz automatisch auswertet. Dadurch müssen Sie Ihre Werte nicht mehr manuell in ein Zyklusblatt eintragen, da der Computer diese Aufgabe für Sie übernimmt und Ihnen die Zykluskurve mit nur einem Klick anzeigt.

Die Basaltemperatur richtig messen

Mit der morgendlichen Messung Ihrer Basaltemperatur können Sie prinzipiell ab sofort beginnen – ganz egal in welcher Zyklusphase Sie sich gerade befinden. Doch am sinnvollsten ist es natürlich, wenn Sie direkt zu Beginn eines neuen Monatszyklus (am ersten Tag Ihrer Menstruation) mit der Messung beginnen. Bevor die Ergebnisse zuverlässig ausgewertet werden können, muss die Temperaturentwicklung erst eine Weile aufgezeichnet werden.

Die genauesten Ergebnisse bekommen Sie, wenn die Temperaturmessung in der Vagina oder im After erfolgt. Eine Messung unter den Achseln ist viel zu ungenau und liefert kein zuverlässiges Ergebnis. Für die Messung Ihrer Basaltemperatur können Sie sowohl ein analoges Thermometer, als auch ein Digitalthermometer mit zwei Nachkommastellen benutzen.

Die Messzeit sollte immer drei Minuten betragen - ganz egal welches Thermometer Sie benutzen. Um Fehler und Schwankungen beim Messen der Basaltemperatur zu vermeiden, sollten Sie vor allem auf folgende Dinge achten:

• Die Messung sollte immer an derselben Körperstelle erfolgen (am besten im After oder in der Scheide).

• Die Messung der Basaltemperatur sollte möglichst immer zur gleichen Uhrzeit und direkt nach dem Aufwachen und noch vor jeglicher körperlichen Aktivität erfolgen.

• Dabei sollte immer das gleiche Thermometer verwendet werden.

• Wer ein Digitalthermoether verwendet, sollte stets darauf achten, dass die Batterien voll sind.

• Es sollten nur Thermometer verwendet werden, die mindestens auf zwei Nachkommastellen genau messen.

• Vor der Messung der Basaltemperatur sollte man mindestens fünf bis sechs Stunden geschlafen haben.

So zuverlässig ist die Temperaturmethode

Mit einem Pearl-Index von ca. 2 % handelt es sich bei der Temperaturmethode nicht nur um eine sichere Verhütungsmethode, sondern auch um eine zuverlässige Methode, um seine fruchtbaren Tage zu bestimmen. Anhand von ihrer Körpertemperatur stellt eine Frau fest, an welchen Tagen sie schwanger werden kann.

Da es jedoch verschiedene Faktoren gibt, die die Körpertemperatur beeinflussen können, sollte man die Temperaturmethode mit anderen Methoden der natürlichen Familienplanung (NFP) - wie zum Beispiel der Zervixschleimmethode - kombinieren, um ihre Sicherheit zu erhöhen. Zu diesen Störfaktoren gehören zu wenig Schlaf, der Konsum von Alkohol, eine Zeitverschiebung oder Krankheit.

Schwanger werden mit der Zervixschleimmethode

Die Zervixschleimmethode

Bei dieser Methode der natürlichen Familienplanung (NFP) beobachtet man den Zervixschleim, der seine Konsistenz im Laufe eines Zyklus verändert, da sich die hormonellen Veränderungen auf die Schleimproduktion auswirken.

Durch die Auswertung sowohl des Aussehens und der Konsistenz des Zervixschleimes, lassen sich der Zeitpunkt des Eisprungs und die fruchtbaren Tage einer Frau ziemlich genau bestimmen. Um das Aussehen und die Konsistenz des Zervixschleims zu untersuchen, entnimmt man mit den Fingern einfach ein wenig Zervixschleim aus der Scheide.

An den unfruchtbaren Tagen ist der Schleim zäh und klumpig, sodass die Spermien nicht in die Gebärmutter eindringen können. Je flüssiger und klarer der Schleim wird, desto fruchtbarer sind Sie und desto höher sind Ihre Chancen, schwanger zu werden.

Die Anwendung der Zervixschleimmethode
Um mithilfe der Zervixschleimmethode die fruchtbaren Tage bestimmen und schneller schwanger werden zu können, muss man täglich die Konsistenz, Farbe und Menge des Schleims untersuchen und dokumentieren.

Dazu entnimmt man mit den Fingern etwas Zervixschleim von der Scheide, verreibt diesen zwischen Daumen und Zeigefinger und testet ihn auf Konsistenz, Farbe und Menge. Ob man sich gerade in der fruchtbaren oder unfruchtbaren Phase befindet, hängt von der Beschaffenheit des Schleims ab.

Die Konsistenz des Zervixschleims im Laufe eines Zyklus

Phase 1: Zu Beginn des Zyklus

Zu Beginn des Zyklus produziert der Körper nur sehr wenig oder gar keine Zerfixschleim, da der Östrogenspiegel niedrig ist. Im Laufe der nächsten Tage produziert der Körper langsam wieder etwas mehr Schleim und die Scheide wird langsam wieder etwas feuchter. Am Anfang des Zyklus ist der Zerfixschleim eher cremig, dickflüssig oder klumpig. Dessen Farbe ist in der Regel weiß bis gelblich.

Phase 2: Kurz vor dem Eisprung

je näher man dem Eisprung und der fruchtbaren Phase bereits ist, desto dünnflüssiger und transparenter wird der Zervixschleim, damit die Spermien bis zur Gebärmutter vordringen können.

Mit dem Anstieg des Östrogenspiegels erhöht sich auch die Schleimmenge und die Scheide fühlt sich feucht an.

Phase 3: Die Tage um den Eisprung

zwei bis drei Tage vor dem Eisprung kann sich die Menge des Schleimes sogar verdoppeln oder verdreifachen. Auch die Konsistenz des Zervixschleims verändert sich und ist nun spinnbar, sodass man ihn zwischen den Fingern zu Fäden ziehen kann.

Der Schleim ist transparent und klar. Nun sind Sie fruchtbar und Ihre Chancen schwanger zu werden sind jetzt sehr groß.

Phase 4: nach dem Eisprung

Nach dem Eisprung sinkt der Östrogenspiegel wieder ab und die Schleimmenge verringert sich. Auch die Farbe verändert sich und der Schleim wird wieder weiß bis gelblich.

Außerdem ist er nun weniger transparent und wird immer trüber, zähflüssiger und klumpiger. Am Ende des Zyklus wird nur noch eine sehr geringe Menge oder gar kein Schleim mehr produziert. Sie sind jetzt unfruchtbar und die Chancen schwanger zu werden sind sehr schlecht.

So zuverlässig ist die Zervixschleim Methode

Als alleinige Methode, um schwanger zu werden, ist die Zervixschleimmethode nicht geeignet, da der Hormonhaushalt einer Frau zahlreichen Schwankungen unterliegt.

Faktoren wie Krankheit, die Einnahme von Medikamenten, Infektionen oder Geschlechtskrankheiten können Einfluss auf die Beschaffenheit des Zervixschleims nehmen. Mit einem Pearl-Index von 15 ist diese Methode als alleinige Verhütungsmethode nicht geeignet.

Allerdings ist die Zervixschleimmethode in Kombination mit anderen Methoden der natürlichen Familienplanung – der Temperaturmethode und dem Abtasten des Muttermundes – eine tolle und zuverlässige Möglichkeit, um seine fruchtbaren Tage sicher zu bestimmen und endlich schwanger zu werden.

Schwanger werden durch die Beobachtung des Muttermundes

Der Muttermund im Laufe eines Zyklus

Zusätzlich zur Temperatur- und Zervixschleimmethode kann man seinen Muttermund abtasten, da sich dieser im Laufe eines Zyklus ebenfalls verändert. Beim Muttermund handelt es sich um den unteren Teil der Gebärmutter, der auch als Gebärmutterhals bekannt ist.

Er ist sozusagen der Türsteher für die Gebärmutter und beschließt durch das Öffnen und Zusammenziehen, ob Spermien durchgelassen werden oder nicht.

Das Abtasten des Muttermundes ist somit eine weitere Möglichkeit, seine fruchtbaren Tage zu bestimmen und schneller schwanger zu werden. Die fruchtbaren Tage lassen sich anhand von drei Kriterien - Festigkeit, Öffnung und Lage - bestimmen.

An den unfruchtbaren Tagen fühlt sich der Muttermund fest an, ist geschlossen und sitzt tief in der Scheide. An den fruchtbaren Tagen fühlt er sich weich an, ist geöffnet und sitzt ein wenig höher in der Scheide.

So tasten Sie den Muttermund ab

Der Muttermund befindet sich zwischen Gebärmutterhals und Vagina, weshalb man ihn mit den Fingern ertasten kann. Für Anfänger ist es empfehlenswert, ihren Muttermund zum ersten Mal unmittelbar nach der Menstruation zu ertasten.

In dieser Zyklusphase ist er nämlich einfacher zu ertasten, da er etwas tiefer in der Scheide sitzt und sich außerdem sehr hart anfühlt. Um den Eisprung herum gestaltet sich das Ertasten des Muttermundes nämlich etwas schwieriger, da er weiter oben liegt und sich außerdem sehr weich anfühlt.

Zum Abtasten des Muttermundes führen Sie zwei Finger in die Scheide ein. Den Muttermund haben Sie dann erreicht, wenn Sie mit Ihren Fingern am Scheidenende angelangt sind. Nun versuchen Sie, den Muttermund mit Ihren Fingern zu ertasten.

Bei einem offenen Muttermund ist eine deutliche Vertiefung zu spüren, während man bei einem geschlossenen Muttermund nur eine kleine Unebenheit spürt. Beim Abtasten des Muttermundes sollten Sie außerdem folgende Dinge berücksichtigen:

• Es sollte selbstverständlich sein, dass man sich vor dem Einführen der Finger in die Scheide die Hände wäscht, um die Scheide und die Gebärmutter vor Bakterien und Keimen zu schützen.

• Lange Fingernägel sollten gekürzt werden, da lange oder spitze Fingernägel die Scheidenwand verletzen können.

• Vor dem Abtasten des Muttermundes sollten Sie Ihre Blase entleeren.

• Am einfachsten klappt es, wenn Sie für das Abtasten ein Bein auf einen Stuhl stellen, in die Hocke gehen oder sich auf den Boden legen und ein Bein zu sich heranziehen, damit Sie einen möglichst guten Zugang zur Scheide haben.

• Wenn Sie Probleme dabei haben, den Muttermund zu ertasten, drücken Sie mit Ihrer flachen Hand einfach ein wenig auf den Unterbauch. Das sorgt dafür, dass die Gebärmutter ein wenig nach unten gedrückt wird, wodurch der Muttermund dann leichter zu ertasten ist.

Wie verändert sich der Muttermund im Zyklus?

Je nachdem in welcher Zyklusphase Sie sich gerade befinden, verändern sich die Lage, die Festigkeit und die Öffnung Ihres Muttermundes, woran Sie erkennen können, in welcher Fruchtbarkeitsphase Sie sich gerade befinden.

Der Muttermund vor dem Eisprung

Direkt nach der Menstruation lässt sich der Muttermund am leichtesten ertasten, da er tief sitzt und ein paar Zentimeter in die Scheide hineinragt. Außerdem ist er am Anfang des Zyklus auch sehr hart und ist in etwas mit der Härte einer Nasenspitze zu vergleichen.

Ebenfalls sollte in dieser Phase kaum Zervixschleim vorhanden sein. Zu dieser Zeit sind Sie unfruchtbar und eine Schwangerschaft ist unwahrscheinlich.

Der Muttermund in der fruchtbaren Phase

Je näher der Eisprung und die fruchtbare Phase kommen, desto weiter wandert der Muttermund nach oben. Deshalb ist es in dieser Phase auch deutlich schwieriger, seinen Muttermund mit den Fingern zu ertasten.

An den Tagen rund um den Eisprung ist der Muttermund aufgrund des hohen Östrogenspiegels weit geöffnet und wird weich. Der Weichegrad ist ungefähr mit dem eines Ohrläppchens zu vergleichen. In dieser Phase sollte Ihr Körper auch vermehrt Zervixschleim produzieren. Nun ist der optimale Zeitpunkt, um schwanger zu werden.

Der Muttermund nach dem Eisprung

In Bezug auf den Muttermund, ist nach dem Eisprung quasi vor dem Eisprung. Das bedeutet, dass sich der Muttermund wieder verschließt und härter wird.

Da er jetzt außerdem wieder weiter nach unten wandert, ist er jetzt mit den Fingern gut zu ertasten. Auch in dieser Phase ist es unwahrscheinlich, dass Sie schwanger werden.

So zuverlässig ist die Abtastmethode

Die Abtastmethode des Muttermundes sollte nur zusammen mit anderen Methoden zur natürlichen Familienplanung wie zum Beispiel der Temperaturmethode und der Zervixschleimmethode angewendet werden.

Nur dann kann diese Methode auch als sicher und zuverlässig bezeichnet werden – sowohl, um eine Schwangerschaft in die Wege zu leiten, als auch um diese zu verhindern. Als alleinige Methode, um die fruchtbaren Tage zu bestimmen ist die Abtastmethode jedoch nicht zu empfehlen, da es bei dieser Methode umso schwieriger ist, den Beginn der fruchtbaren Phase rechtzeitig zu erkennen.

Lohnt sich der Kauf eines Zykluscomputers?

Da das tägliche Dokumentieren der gemessenen und beobachteten Daten wie zum Beispiel der Basaltemperatur, des

Zervixschleims (und ggfs. des Muttermundes) mit relativ viel Aufwand verbunden ist, kann sich die Anschaffung eines Zykluscomputers auf jeden Fall lohnen, wenn eine baldige Schwangerschaft geplant ist.

Da der Zykluscomputer alle eingegebenen Daten ganz automatisch auswertet und mit nur einem einzigen Knopfdruck Ergebnisse liefert, fällt es vielen Frauen deutlich leichter, damit ihre fruchtbaren Tage zu ermitteln.

Ein entscheidender Vorteil eines Zykluscomputers ist, dass er ganz individuell auf jede einzelne Frau zugeschnitten ist und zur Berechnung des Eisprungs eben keine pauschalen Werte oder durchschnittliche Zykluslängen hinzugezogen werden.

Die Grundlage für die Bestimmung der fruchtbaren Tage ist dabei immer die morgendliche Basaltemperatur (=Temperaturmethode). Zusätzlich dazu wird mindestens ein weiteres Eisprung-Symptom (z. B. die Zervixschleimmethode) hinzugezogen. Dadurch weißt ein Zykluscomputer bei richtiger Anwendung eine sehr hohe Sicherheit bzw. Verlässlichkeit auf.

Der Markt für Zykluscomputer, Basalthermometer und ähnliche Hilfsmittel ist sehr unübersichtlich. Wir bringen hier Licht ins Dunkel.

Hier finden Sie eine Zykluscomputer – Kaufberatung www.vergleichspirat.de

Schritt 2: Die Eizellen

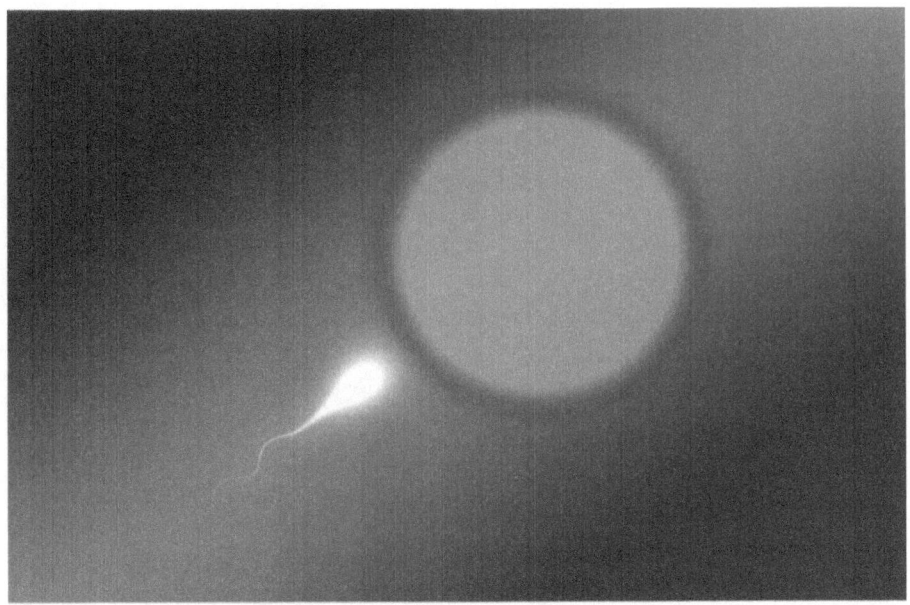

So können Sie die Eizellenqualität verbessern

Ab 30 sinken die Chancen auf eine Schwangerschaft

Es ist leider eine Tatsache, dass die Chancen auf eine Schwangerschaft mit zunehmendem Alter der Frau sinken. Dabei gibt es immer mehr Frauen, die erst im Alter von über 30 den Wunsch hegen, ein Kind in die Welt zu setzen.

Gründe dafür gibt es viele: Schwierigkeiten bei der Partnerwahl, lange Bildungswege, der Wunsch, Karriere zu machen oder zu Reisen, etc. Doch biologisch gesehen ist man bereits mit Mitte 20 im besten Alter, um ein Kind in die Welt zu setzen. Somit haben viele Frauen über 30 Schwierigkeiten damit, schwanger zu werden oder zu bleiben.

Denn auch die Eizellen einer Frau werden älter und verlieren ihre Fähigkeit befruchtet zu werden und einen gesunden Embryo zu bilden.

Doch nicht nur die Qualität, sondern auch die Quantität der Eizellen verringert sich mit zunehmendem Alter. Je älter man wird, desto weniger Eizellen stehen in den Eierstöcken zur Befruchtung zur Verfügung. Doch um schwanger zu werden, kommt es weniger auf die Anzahl der Eizellen in den Eierstöcken an, sondern vielmehr auf deren Qualität.

Mittlerweile berichten immer mehr Frauen davon, wie sie die Qualität ihrer Eizellen durch die Einnahme von bestimmten Nahrungsmitteln und Nahrungsergänzungsmitteln verbessern konnten und als Folge davon auch endlich schwanger wurden. Ebenso bestätigen aktuelle Forschungsergebnisse, dass man durch die Ernährung und durch einen gesunden Lebensstil viel dazu beitragen kann, die Qualität seiner Eizellen zu erhalten und sogar zu verbessern.

Die Eizellenqualität durch die Ernährung verbessern

Die Nahrung, die wir täglich zu uns nehmen, hat einen enormen Einfluss auf unsere Gesundheit. Dieser kann sowohl positiv als auch negativ sein.

Je frischer und natürlicher die Zutaten sind, die täglich auf unserem Esstisch landen, desto wertvoller sind sie für unseren Körper. Vor allem Frauen mit Kinderwunsch, die ihre Chancen auf eine Schwangerschaft und die Qualität ihrer Eizellen verbessern möchten, gibt es wissenschaftlich belegte Ernährungsformen, die zu bevorzugen sind.

Schwanger werden mit der mediterranen Küche

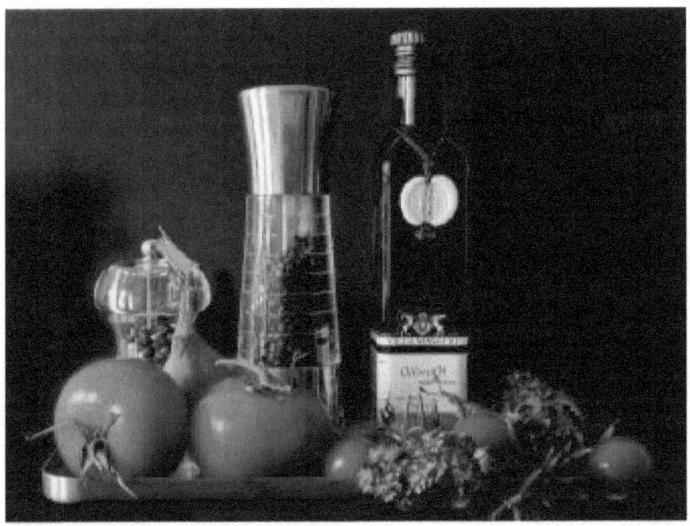

Zahlreiche aktuelle Studien belegen, dass die mediterrane Küche bzw. die Mittelmeer-Diät für Frauen mit Kinderwunsch am besten geeignet ist, da sie die Chancen auf eine Schwangerschaft erhöht. Einer der Gründe dafür ist der hohe Gehalt an Antioxidantien.

Denn in der mediterranen Küche findet man viel frisches und vitaminreiches Obst, Gemüse, Fisch, Hülsenfrüchte und nur selten rotes Fleisch. Olivenöl ist ein fester Bestandteil der mediterranen Küche. Auch der Folsäuregehalt ist in der mediterranen Küche höher als in anderen Ernährungsformen.

Experten behaupten, dass Folsäure die Chancen auf eine erfolgreiche Einnistung erhöhen kann. Auch die gesunden Pflanzenfette (vor allem die Omega-6-Fettsäuren) sollen sich äußerst günstig auf Frauen auswirken, da sie den Zyklus und die Einnistung positiv beeinflussen.

Rezeptvorschlag: Linsen-Spargel-Risotto mit Lachs

Zutaten für 2 Personen:

- 50 g Linsen

- 100 g Lachsfilet

- ½ EL Zitronensaft

- ½ Zwiebel

- 10 g Butter

- 50 g Natur- oder Wildreis

- Gemüsebrühe

- 1 Stange Lauch

- 125 g Spargel

- Salz und Pfeffer

Zubereitung:

➤ Bereiten Sie die Linsen nach Packungsanleitung zu.

➤ In der Zwischenzeit waschen Sie das Lachsfilet, tupfen es trocken und schneiden es in mundgerechte Stücke. Nun geben Sie den Zitronensaft darüber.

➤ Als nächstes hacken Sie die Zwiebel klein und geben sie zusammen mit etwas Butter in die Pfanne.

➤ Sobald die Zwiebeln glasig sind, geben Sie den Reis hinzu und löschen das Ganze mit der Gemüsebrühe ab.

➤ Danach schneiden Sie den Lauch in feine Ringe und schneiden den Spargel in mundgerechte Stücke. Nun geben Sie das Gemüse mit etwas Butter für etwa fünf Minuten in die Pfanne.

➤ Nun geben Sie die Lachswürfel hinzu und braten diese mit an.

➤ Als letztes geben Sie das Gemüse zum Reis und vermischen alles gut miteinander.

Guten Appetit!

Thymian-Tomaten-Crostini

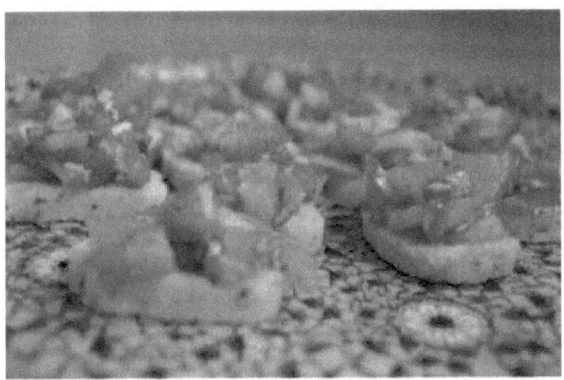

1 Scheibe Roggenbrot (30 g) rösten und mit 1/2 Knoblauchzehe einreiben. 1 Tomate vierteln, entkernen, in dünne Spalten schneiden und mit etwas frischem Thymian auf das Brot legen. Mit 1/2 TL Olivenöl beträufeln, leicht salzen und pfeffern (schmeckt auch kalt, z. B. im Büro).

Pasta mit Pesto

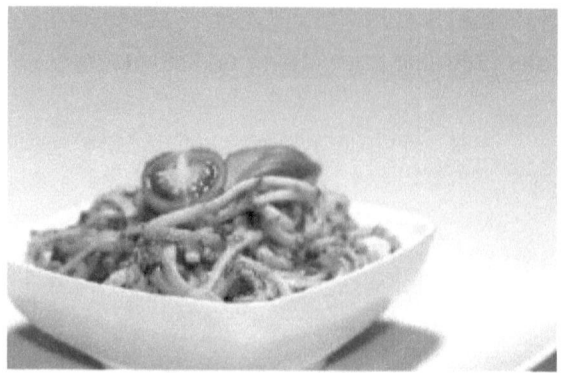

50 g Vollkornnudeln (z. B. Spaghetti) in Salzwasser bissfest garen, abgießen und abtropfen lassen. Für das Pesto 2 Kräuteroliven, 2 TL Olivenöl, 1 Knoblauchzehe, 3 EL Basilikumblätter, 1 Handvoll Rucola und 1/4 rote Peperoni pürieren. Mit einem Spritzer Balsamico-Essig, Zitronensaft und etwas Salz abschmecken. 1 TL Pesto für den 2. Tag aufheben. Nudeln abgießen, mit dem Pesto anrichten, mit Rucola und Basilikum garnieren.

Crostini mit Avocadocreme

1/4 Avocado mit der Gabel zerdrücken. 1 EL gehackte Kräuter (Petersilie, Zitronenmelisse) unterrühren. Mit Salz, Cayennepfeffer und Zitronensaft abschmecken. 1 Scheibe Roggenbrot (30 g) rösten und mit der Avocadocreme bestreichen. 2 Radieschen in Scheiben schneiden und darüber streuen (schmeckt auch kalt, z. B. im Büro).

Wer sich gesund ernährt fühlt sich auch gut?

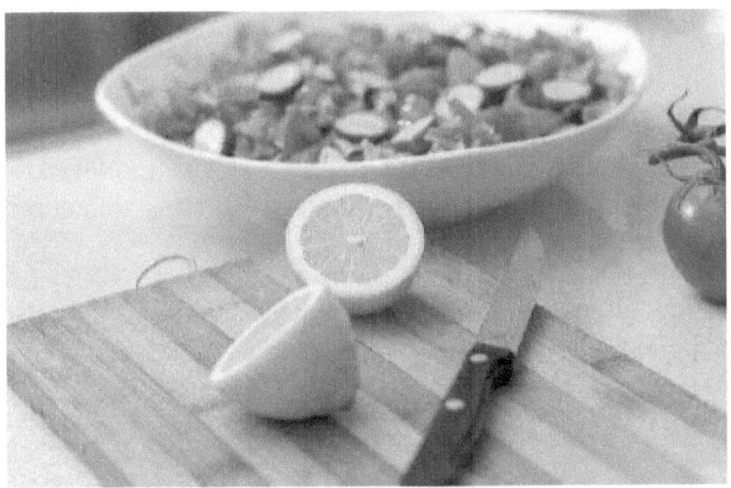

Als empfehlenswert für eine gesunde Ernährung eingeordnet werden von Ernährungsphysiologen zunächst Obst, Gemüse, Fisch, fettarme Milchprodukte, fettarmes Fleisch, Raps - und Olivenöl sowie einfaches Leitungswasser und eine Vielzahl von Mineralwassersorten. Als absolut vermeidbar, um sich gesund ernähren zu können, gelten hingegen sogenannte Energydrinks, Limonaden, Süßigkeiten und fettreiche Fleischwaren.

Aber ist das wirklich ideal?

Zu jeder gesunden Ernährung gehört ein Ausgleichstag, ein sogenannter "Cheatday" an dem alles erlaubt ist.

Ihr Essen sollte abwechslungsreich ausfallen, fühlen Sie sich wohl, es ist ein großer Schritt getan.

Ihr Ernährungsplan sollte gesunde Dinge beinhalten, muss aber nicht darauf beschränkt sein.

Gerade Schokolade -wie jeder weiß- schüttet Glückshormone aus und davon darf natürlich am Tag ein Stück gegönnt sein. Hier machen Sie es so, wie sie sich am wohlsten dabei fühlen.

Natürliche Lebensmittel - Bio-Lebensmittel

Verbessern Sie Ihre Ernährungsgewohnheiten.

Viele Menschen nehmen viel mehr ungesunde Lebensmittel zu sich, als sie glauben. Diese Leute essen kein Obst und Gemüse zu jeder Mahlzeit und sie essen oft unterwegs, ohne sich einen Gedanken darüber zu machen.

Sie wollen doch, dass Ihr Körper Hochleistungen liefert..., also müssen Sie ihm auch solche Lebensmittel dafür geben. Das bedeutet ganz einfach, mehr Rohkost und weniger Konservierungsmittel.

Planen Sie Ihr Essen.

Ernährungswissenschaftler sagen, das ist der erste Schritt um unsere Gewohnheiten zu verbessern. Essen Sie regelmäßig, am besten immer zu festen Zeiten.

So bekommen Sie zwischendurch weniger Hunger und naschen dadurch weniger. Dadurch nehmen sie weniger Koffein und Zucker zu sich. Nutzen Sie gesunde Alternativen.

Trinken Sie mehr Wasser.

Die meisten Menschen trinke im Allgemeinen zu wenig am Tag. Denn sie wissen nicht, wie viel Wasser unser Körper benötigt. Unserer Körper braucht Wasser um richtig und optimal zu funktionieren, darum stellen Sie sicher, dass Sie genug trinken.

Lassen Sie Ihren Körper nicht dehydrieren, das tritt auf, wenn Ihr Körper zu wenig Flüssigkeit hat und es kommt zu vielen Nebenwirkungen.

Entfernen Sie die Farbe Weiß aus Ihrer Ernährung.

In der Regel sind Lebensmittel, die die Farbe Weiß haben nicht von gesundheitlichem Vorteil für uns. Dazu gehört Weißbrot, weiße Pasta, Reis, Kekse... tauschen Sie diese Lebensmittel durch Vollkornprodukte aus. Lebensmittel mit einem höheren Nährwert sind z. B. brauner Reis, Süßkartoffeln, Vollkornbrot, Vollkornnudeln...

Essen Sie mehr Lebensmittel, die sauer und alkalisch sind.

Welche Lebensmittel sind das? Dazu gehören: Fleisch – ist reich an Säuren, Obst und Gemüse – haben in der Regel einen hohen Alkaligehalt. Diese Lebensmittel sind der Schlüssel, zur Aufrechterhaltung eines gesunden Körpers. Durch Lebensmittel die Säure enthalten, wird Ihr Körper weniger Bakterien haben.

Übertreiben Sie nicht den Verzehr von Körnern.

Getreide und andere Kohlenhydrate sind zwar wichtig für unseren Körper und sollten in unserem Essensplan nicht fehlen, aber übertreiben Sie es nicht. Ernährungswissenschaftler raten eher dazu, mehr Obst und Gemüse zu essen.

Essen Sie mehr Rohkost.

Essen Sie mehr unverarbeitete Lebensmittel, denn oft hat unser Körper Probleme mit Konservierungsmitteln, die bei der Zubereitung verwendet werden. Rohkost sind unverarbeitet und reich an Vitaminen. Durch mehr Rohkost werden Sie wieder vitaler und fitter.

Vermeiden Sie Lebensmittelzusätze.

Meist werben Firmen, mit den Zusätzen in Ihren Produkten. z. B. bei einem Getränk wird der Zusatz von Calcium beworben, was ja auch richtig, gesund und sinnvoll ist. Betrachten wir uns dieses Produkt aber genauer, ist der Anteil an Kalzium in diesem Getränk so minimal, dass er eigentlich nicht erwähnenswert ist.

Essen Sie einen Teelöffel Honig am Tag.

Honig ist Bekannt für seine Heilkraft und seinem zu 100 % natürlichen Süßstoff. Honig gibt unserem Körper einen gesunden Energieschub, ist gut für unsere Haut, den Kreislauf und für die Zellen unseres Körpers.

Ernähren Sie Ihren Körper.

Das heißt mit anderen Worten, hungern Sie nicht. Ihr Körper braucht Energie, damit er richtig arbeiten kann. Wenn er nicht genügend Nahrung bekommt, werden Sie anfälliger für Krankheiten, Ihre Abwehrkräfte werden durch eine Unterernährung vernichtet.

Geben Sie Ihrem Körper das, was er braucht. Nehmen wir mal an, Sie verzichten auf Kalzium... Das Ergebnis wäre, spröde und instabile Knochen und Zähne.

Die Eizellenqualität durch einen gesunden Lebensstil verbessern

Verzichten Sie auf Alkohol und Zigaretten

Nicht nur während der Schwangerschaft sollte man die Finger von Zigaretten lassen. Frauen mit Kinderwunsch, sollten bereits vor der Schwangerschaft auf das Rauchen verzichten, um die Wahrscheinlichkeit einer Schwangerschaft zu erhöhen und das Risiko einer Fehlgeburt zu reduzieren.

Die schädlichen Inhaltsstoffe einer Zigarette können das Erbgut der Eizellen negativ beeinflussen und die Produktion von

Eizellen verlangsamen. Des Weiteren kann es durch das Rauchen zu Einnistungsstörungen des Embryos in die Gebärmutter kommen.

Auch auf Alkohol sollte man verzichten, wenn man geplant hat, in nächster Zeit schwanger zu werden. Da der Alkohol vom Körper direkt ins Blut geleitet, wirkt sich das negativ auf den Kinderwunsch aus und eine Schwangerschaft kommt gar nicht erst zustande.

Durch regelmäßigen Alkoholkonsum kann es bei Frauen zu Zyklusstörungen kommen und zu einer Störung der Gelbkörperhormonproduktion.

Dabei handelt es sich um ein Hormon, das für eine erfolgreiche Befruchtung unabdingbar ist. Aus diesen Gründen sollten Frauen mit Kinderwunsch auf Alkohol und Zigaretten verzichten.

Reduzieren Sie Übergewicht

Ein unerfüllter Kinderwunsch wird häufig auch mit Übergewicht in Verbindung gebracht. Mittlerweile gibt es auch zahlreiche Studien, die beweisen, dass Übergewicht eine Schwangerschaft erschweren oder sogar verhindern kann, da es bei Übergewicht zu zahlreichen Veränderungen im Hormonhaushalt kommt.

Viele übergewichtige Frauen weisen einen zu hohen Östrogenspiegel auf, der sich wiederum negativ auf die Eireifung und den Eisprung auswirkt. Außerdem wird bei Übergewicht vermehrt Insulin ausgeschüttet, wodurch die Testosteronproduktion angeregt wird, was sich wiederum negativ auf die Follikelproduktion auswirkt.

Ebenso ist das Risiko für eine Fehlgeburt in der Frühschwangerschaft bei übergewichtigen Frauen erhöht.

Durch eine Gewichtsreduktion kann die Chancen auf eine Schwangerschaft also deutlich erhöht werden. Die besten

Maßnahmen, um auf gesunde und natürliche Art und Weise Gewicht zu verlieren sind:

• Eine gesunde Ernährungsweise, die aus möglichst vielen frischen, vollwertigen und natürlichen Lebensmitteln besteht.

• Ein regelmäßiges Sport- und Bewegungsprogramm.

Die Eizellenqualität durch Vitamine und Nahrungsergänzungsmitteln verbessern

Vitamin D3

Die Einnahme von Vitamin D3 kann die Chancen auf eine Schwangerschaft verbessern. Vitamin D3 reguliert den Zyklus der Frau und sorgt dafür, dass die Eizellen besser heranreifen können. Des Weiteren soll Vitamin D3 den Aufbau der Gebärmutterschleimhaut unterstützen.

Eine ausreichende Versorgung mit dem Sonnenvitamin-D scheint die Chancen auf eine Schwangerschaft zu erhöhen. Immer häufiger wird ein Mangel an Vitamin-D bei Frauen mit einer verminderten Fruchtbarkeit in Verbindung gebracht.

Da hierzulande besonders viele Frauen an einem Vitamin D Mangel leiden, sollten Frauen mit Kinderwunsch zu Vitamin D Präparaten greifen, um die Schwangerschaftswahrscheinlichkeit zu erhöhen. Denn Vitamin D wird sowohl für die Zellreifung als auch für die Zellteilung im Embryo-Anfangsstadium benötigt.

Auch die Einnistung des Embryos kann durch eine ausreichende Versorgung mit dem Sonnenvitamin-D begünstigt werden.

Folsäure (Vitamin B6, B9)

Folsäure soll unter anderem in der Lage sein, die Qualität der Eizellen zu verbessern, wodurch ein lang gehegter Kinderwunsch endlich in Erfüllung gehen kann, und auch bei der Synthese des Erbgutes eine wichtige Rolle spielt.

Außerdem benötigt der Körper Folsäure, um die Sexualhormone Östrogen, Progesteron und FSH bilden zu können. Frauen mit Schwangerschaftswunsch sollten täglich Folsäure einnehmen.

Coenzym Q-10

Das Coenzym Q-10 wird von unserem Körper zur Umwandlung von Nahrungsenergie in körpereigene Energie benötigt. Vor allem die Frauen, die bereits eine Anti-Falten-Creme im Badschrank stehen haben werden wissen, dass es außerdem eine antioxidantische Wirkung hat.

Das Dabei soll das Coenzym Q10 nicht nur die Hautalterung aufhalten, sondern auch das Altern der Eizellen verlangsamen. Doch auch ganz im Allgemeinen benötigen gesunde Eizellen viel Coenzym Q10, damit es überhaupt zum Eisprung kommen kann.

Aus diesem Grund sollten vor allem Frauen über 30 regelmäßig zu einem Nahrungsergänzungsmittel mit CoQ-10 („Ubichinol") greifen. Des Weiteren soll eine gute Versorgung mit CoQ-10 das Embryowachstum fördern. Im Übrigen ist das Coenzym Q10 auf für Männer empfehlenswert, die Väter werden wollen, da es die Beweglichkeit der Spermien verbessert.

Fettsäuren: Omega 3

Omega 3 Fettsäuren sind ein wichtiger Baustein der Zellmembranen und sind sogar in der Lage, die Qualität der Eizellen zu verbessern, was die Wahrscheinlichkeit einer erfolgreichen Befruchtung erhöht. Da wir jedoch immer mehr Industrieöle wie zum Beispiel Sonnenblumen- oder Sojaöl zu uns nehmen, konsumieren wir auch immer mehr Omega-6-Fettsäuren.

Ein Überschuss an Omega-6-Fettsäuren wirkt sich jedoch negativ auf die Zellmembranen aus und fördert Entzündungsprozesse im Körper. Das wiederum hat negative Auswirkungen auf die Qualität der Eizellen.

Aus diesem Grund ist es vor allem für Frauen mit Kinderwunsch wichtig, die Zufuhr von Omega-6-Fettsäuren zu reduzieren und diese mit wertvollen Omega-3-Fettsäuren (z.B. Avocado-, Oliven-, Leinsamen- oder Kokosnussöl) zu ersetzen.

DHEA
DHEA (Dehydroepiandrosteron) ist ein Steroidhormon, das vor allem in der Nebennierenrinde gebildet wird und unter anderem in den Eierstöcken zu Androgenen und Östrogenen umgewandelt wird.

Zahlreiche Studien stimmen darüber überein, dass das Hormon DHEA die Qualität und die Leistungsfähigkeit der Eizellen verbessern und die Chancen auf eine Schwangerschaft erhöhen kann. Die Einnahme des Hormons DHEA sollte jedoch nur nach Absprache mit einem Facharzt erfolgen.

Hier finden Sie spezielle Kinderwunsch Nahrungsergänzungsmittel um mögliche Unterversorgungen auszugleichen

►►►►►www.vergleichspirat.de

Wir haben die empfohlenen Präparate sorgfältig ausgewählt. Diese dienen einer nötigen Nährstoffversorgung und erzielen, nach unseren Recherchen, gute Ergebnisse und eine höhere Wahrscheinlichkeit auf eine Schwangerschaft. Die Produkte wurden so ausgewählt, dass dabei keine Nebenwirkungen zu

befürchten sein dürften. Lesen Sie aber bitte die
Packungsbeilage und fragen Sie Ihren Arzt oder Apotheker.

Schritt 3: Die Spermien

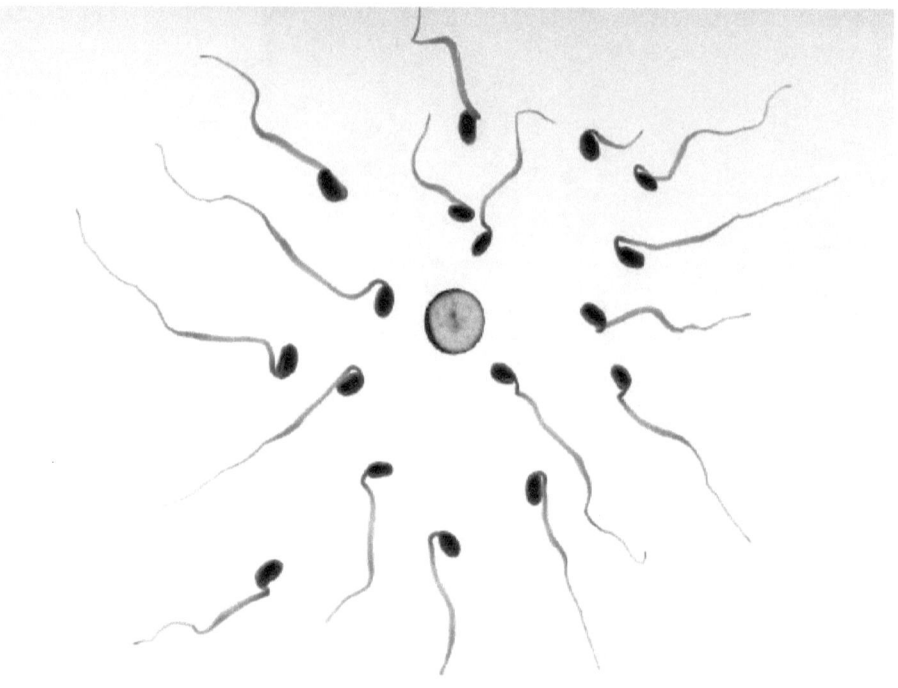

So kann Ihr Partner die Qualität seiner Spermien verbessern

Ein unerfüllter Kinderwunsch kann an der Spermienqualität liegen

Wenn man sich schon seit Langem ein Kind wünscht und dieser Wünsch einfach nicht in Erfüllung zu gehen scheint, muss die Ursache dafür nicht zwingend bei der Frau liegen.

Eine mangelhafte Spermienqualität des Mannes kann ebenfalls der Grund dafür sein, dass es mit der Schwangerschaft einfach nicht klappt. Im Klartext bedeutet das, dass die Samenflüssigkeit entweder keine, zu wenige, oder zu langsame bzw. missgebildete Spermien enthält.

Die Qualität der Spermien kann man ganz einfach beim Urologen untersuchen lassen, der diese dann anhand des Aussehens, der Beweglichkeit und der Vitalität bewertet.

Doch auch wenn die Spermienqualität des Mannes tatsächlich schlecht ist, gibt es viele Dinge, die Männer tun können, um die Qualität der Spermien zu verbessern.

Verbesserte Spermienqualität durch verbesserten Lebensstil

Ein schlechter und ungesunder Lebensstil kann sich ganz unabhängig vom Alter des Mannes auf die Qualität der Spermien auswirken und im schlimmsten Falle sogar zur Unfruchtbarkeit führen.

Dabei gibt es viele Dinge, die Männer tun können, um Ihren Lebensstil und die Qualität der Spermien zu verbessern:

Nicht rauchen

Die Beweglichkeit der Spermien von Rauchern ist bis zu einem Fünftel geringer als die von Nichtrauchern. Doch auch die Anzahl und die Konzentration der Spermien nehmen durch das Rauchen ab.

Weniger Alkohol trinken

Der regelmäßige Konsum von Alkohol wirkt sich auf das hormonelle System aus und reduziert die Spermienanzahl.

Außerdem wirkt sich regelmäßiges oder exzessives Trinken auf die Produktion von Testosteron aus, wodurch die Spermienreifung behindert wird.

Kühle Temperaturen bevorzugen

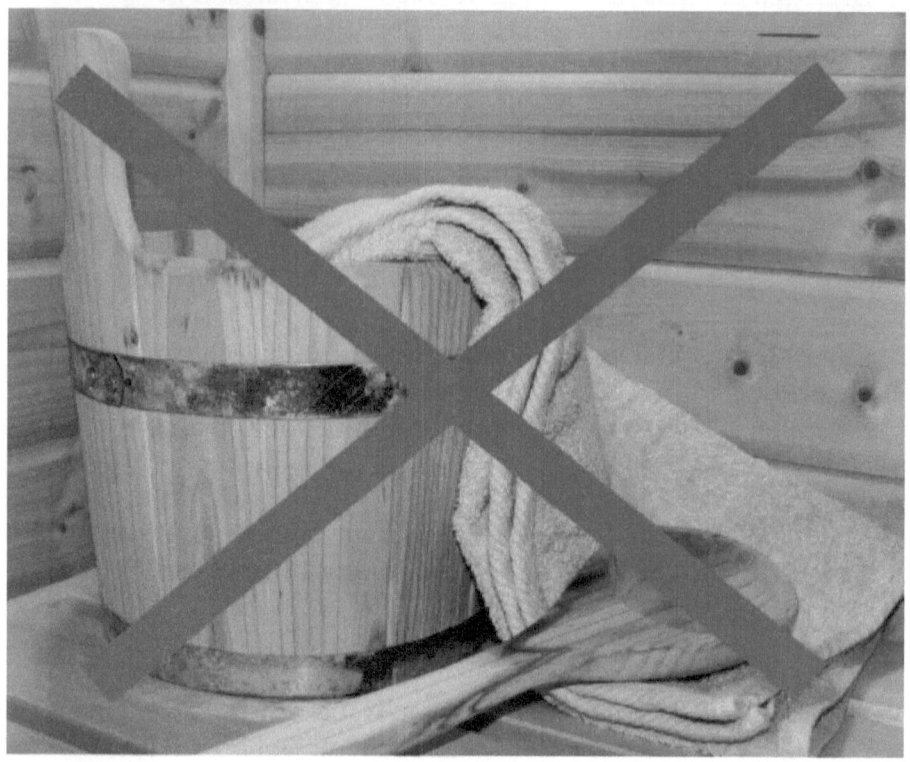

Hohe Temperaturen mögen Spermien überhaupt nicht und können davon sogar geschädigt werden. Deshalb sollten Männer, die ein Kind zeugen möchten auf zu heiße Duschen oder Bäder verzichten und auch nicht zu häufig in die Sauna gehen.

Auch auf enge Hosen sollten Männer verzichten, da sich auch darin zu viel Wärme anstauen kann.

Mehr Bewegung

Zu viel Sitzen kann sich negativ auf die Qualität der Spermien auswirken, da die Hoden in dieser Position eingeengt werden.

Außerdem kann sich die durch das zu lange Sitzen angestaute Wärme nicht mehr abbauen. Deshalb sollten Männer mit

Kinderwunsch für ein regelmäßiges Sport- und Bewegungsprogramm sorgen.

Mehr Geschlechtsverkehr

Das ist jetzt wirklich kein Witz. Zu wenig Geschlechtsverkehr wirkt sich tatsächlich negativ auf die Spermienqualität aus und dafür gibt es sogar wissenschaftliche Beweise. Je aktiver man(n) ist, desto besser ist auch die Qualität der Spermien.

Das Gewicht reduzieren

Bei den Männern kann sich Übergewicht negativ auf die Spermienqualität auswirken. Außerdem weißen übergewichtige Männer eine geringere Anzahl an Spermien auf als normalgewichtige Männer. Auch die Spermienbeweglichkeit ist bei übergewichtigen Männern niedriger als bei normalgewichtigen.

Wer an Übergewicht leidet und ein Kind zeugen möchte, sollte deshalb sein Gewicht mit Sport und einer gesunden Ernährung reduzieren.

Verbesserte Spermienqualität durch die richtige Ernährung

Auch auf dem Speiseplan eines Mannes sollten hauptsächlich frische und gesunde Lebensmittel wie Obst und Gemüse, Fisch, Nüsse und Vollkornprodukte stehen. Lebensmittel in Bio-Qualität sollten dabei bevorzugt gegessen werden, da sie weniger mit Schadstoffen belastet sind.

Doch neben einer gesunden und ausgewogenen Ernährung, gibt es bestimmte Vitamine, Spurenelemente und Mineralstoffe, die die Spermienqualität eines Mannes verbessern können. Dazu gehören:

• Zink: Zink ist ein wichtiger Baustein für die Funktionsfähigkeit der Prostata. Bei einem Zinkmangel fehlt den Spermien quasi die Energie, um bis zur Eizelle vorzudringen.

• Selen: Selen sorgt dafür, dass die Spermien beweglich bleiben.

• Antioxidantien: Antioxidantien bekämpfen freie Radikale und reduzieren oxidativen Stress, wodurch sie für eine höhere Erfolgsquote sorgen.

• Glutathion: Ein Mangel an Glutathion kann verhindern, dass sich Ei- und Samenzelle miteinander verschmelzen.

• Coenzym Q10: Auch bei den Männern hat CoQ10 eine antioxidative Wirkung und sorgt dafür, dass die Beweglichkeit und Vitalität der Spermien verbessert wird.

Auf Chemikalien verzichten

Zahlreiche Chemikalien und Schadstoffe wie zum Beispiel Weichmacher (BPA), Mineralöle, Parabene, Pestizide oder Silikone greifen direkt ins Hormonsystem des Mannes ein und reduzieren die Qualität der Spermien und die Fruchtbarkeit des Mannes.

Beim Einkauf von Lebensmitteln und Drogerieartikeln sollte deshalb verstärkt darauf geachtet werden, dass keine Chemikalien oder Schadstoffe enthalten sind.

Für genügend Ausgleich im Alltag sorgen

Dass sich Stress negativ auf unsere Gesundheit auswirkt und das hormonelle Gleichgewicht durcheinanderwirbelt ist schon längst kein Geheimnis mehr. Dadurch schütter der Körper verstärkt Prolaktin aus – ein Hormon, das damit in Verbindung gebracht wird, für Erektionsstörungen und Libidoverlust verantwortlich zu sein. Des Weiteren soll es die Spermienproduktion vermindern und zur Unfruchtbarkeit führen.

Zeugungsfähigkeit – Booster für den Mann

▶▶▶▶▶ www.vergleichspirat.de

Wir haben die empfohlenen Präparate sorgfältig ausgewählt. Diese dienen einer nötigen Nährstoffversorgung und erzielen, nach unseren Recherchen, gute Ergebnisse und eine höhere Wahrscheinlichkeit auf eine Schwangerschaft. Die Produkte wurden so ausgewählt, dass dabei keine Nebenwirkungen zu befürchten sein dürften. Lesen Sie aber bitte die Packungsbeilage und fragen Sie Ihren Arzt oder Apotheker.

Schritt 4: Stress abschalten

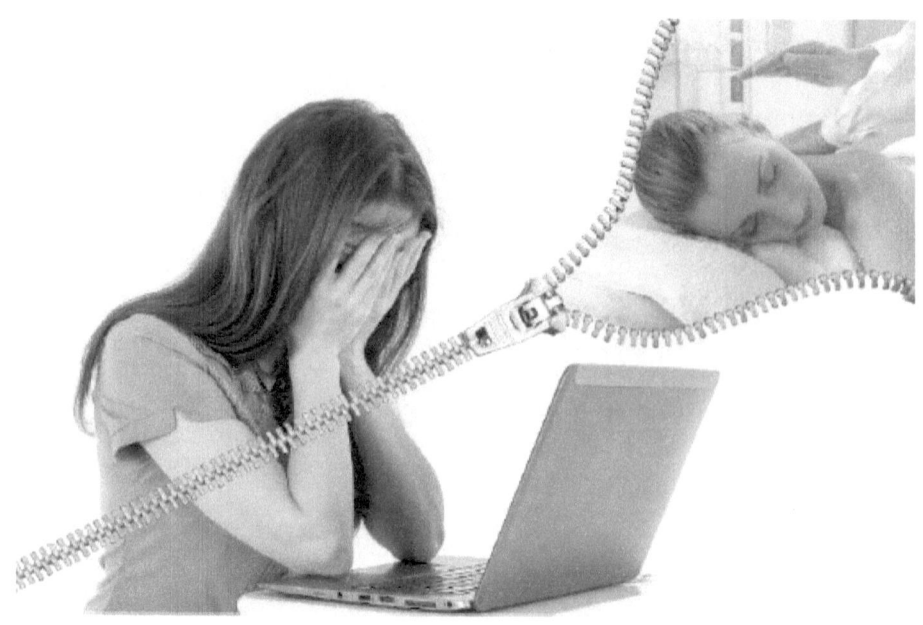

Stress verhindert den Eisprung

Dass anhaltender Stress viele negative Auswirkungen auf unsere Gesundheit hat, ist wahrscheinlich jedem von uns bekannt. Viele Paare mit Kinderwunsch wissen jedoch nicht, dass Stress für starke Zyklusschwankungen sorgt und der Eisprung sogar ganz ausbleiben kann.

Außerdem werden durch den Stress Hormone im Körper freigesetzt, die eine Befruchtung erschweren oder verhindern können. Der Körper einer Frau ist intelligent genug um zu wissen, dass stressige und belastende Lebensphasen kein idealer Zeitpunkt für eine Schwangerschaft sind.

Dazu kommt noch, dass sich viele Paare unnötig unter Druck setzen, sobald die Entscheidung, ein Kind in die Welt zu setzen einmal getroffen wurde. Genau aus diesem Grund klappt es dann bei vielen eben nicht mit der geplanten Schwangerschaft. Frauen, die möglichst bald schwanger werden möchten, sollten daher ihr Stressniveau drastisch reduzieren, indem sie für ausreichend Entspannung, Erholung und Auszeiten sorgen.

Stressabbau um endlich schwanger zu werden

Hin und wieder einmal ein bisschen Stress zu haben kann sogar gesund sein und dafür sorgen, dass wir das Beste aus uns herausholen.

Doch sobald unser Leben regelrecht vom Stress reagiert wird und unser Körper dauerhafter Anspannung ausgesetzt ist, kann es für unsere körperliche und psychische Gesundheit sogar gefährlich werden. Wer permanent unter Stress leidet, wird sich wohl oder übel mit Symptomen wie Kopfschmerzen, Ein- und Durchschlafstörungen, Herz-Kreislauf-Problemen, Gereiztheit, Depressionen oder einer Gewichtszunahme anfreunden müssen. Doch auch der weibliche Zyklus wird stark vom Stress in Mitleidenschaft gezogen.

So beeinflusst Stress den weiblichen Zyklus

Hormone und Stresshormone

Der weibliche Zyklus wird durch das Zusammenspiel von vielen verschiedenen Hormonen gesteuert. Das bedeutet, dass sich die Hormone dabei gegenseitig beeinflussen und aufeinander Einfluss haben. Das vegetative Nervensystem, das für die Herstellung der Botenstoffe Adrenalin, Noradrenalin und des Stresshormons Cortisol verantwortlich ist, übernimmt dabei die Führung.

Stress kann die Hormonausschüttung und die Menstruation so stark beeinflussen, dass es zu Veränderungen der Zykluslänge und der Blutungsdauer und -intensität kommt. Es kann sogar so weit kommen, dass die Regelblutung sogar ganz ausbleibt.

Die Funktion von Stresshormonen

Diese Hormone sind hauptsächlich dazu Sie, um uns bei Lebensgefahr auf einen Kampf bzw. auf eine Flucht vorzubereiten. Sobald wir uns also in einer Gefahrensituation befinden, sorgen diese dafür, dass sich die Bronchien der Lungen vergrößern, um mehr Sauerstoff aufzunehmen. Auch unser Herz pumpt schneller, wodurch der Blutdruck und der Blutzuckerspiegel ansteigen und unsere Muskeln besser durchblutet werden.

So wird unser gesamter Körper in Handlungsbereitschaft versetzt. Sobald die Gefahrensituation wieder vorbei ist, wird die Hormonproduktion im Körper heruntergefahren und wir kommen wieder zur Ruhe.

Stress heißt für den Körper Gefahr

Obwohl wir bei Stress keiner wirklichen Gefahrensituation ausgesetzt sind, reagiert unser Körper auf Stress nicht anders als bei einer Gefahrensituation. Dabei muss es sich nicht einmal um negativen Stress handeln. Auch positiver Stress wie zum Beispiel Sport oder die Vorbereitungen für den Urlaub können unseren Körper und das vegetative Nervensystem komplett aus der Bahn werfen.

Wer also unter Dauerstress leidet, kommt nie zur Ruhe, da sich der Körper andauernd in diesem Flucht-und-Kampf-Modus befindet. Im Laufe der Zeit führt das dann zu psychischen und körperlichen Problemen.

Stress begünstigt Zyklusschwankungen

Stress wirkt sich auch auf den Hormonhaushalt der Frau aus und es kann zu Zyklusstörungen, Unregelmäßigkeiten oder sogar zum Ausbleiben der Periode kommen.

Wie bereits erwähnt, schüttet unser Körper bei Stress verschiedene Botenstoffe bzw. Stresshormone aus, um in dieser „Gefahrensituation" richtig reagieren zu können. Da die

Produktion von weiblichen Sexualhormonen wie Östrogen oder Progesteron in einer Stress- bzw. Gefahrensituation für unseren Körper natürlich absolut zweitrangig ist, kann es dabei sehr schnell zu einem hormonellen Ungleichgewicht im Körper kommen.

Dauerhafter Stress kann zum Ausbleiben der Periode führen

Je länger sich unser Körper in diesem Stresszustand befindet, desto stärker wirkt sich das natürlich auch auf den weiblichen Zyklus aus. Viele Frauen, die unter chronischem Stress leiden, haben mit Zyklusstörungen wie Oligomenorrhoe oder Amenorrhoe zu kämpfen.

Im Klartext bedeutet das, dass die Abstände zwischen den einzelnen Monatsblutungen viel zu unregelmäßig sind. Bei manchen Frauen bleiben die Blutungen sogar ganz aus. Auch andere Faktoren wie zum Beispiel stressbedingte Schlafstörungen können den Zyklus zusätzlich durcheinanderbringen, was das Ganze natürlich noch einmal verschlimmert.

Zyklusstörungen durch hormonelle Dysbalancen

Stressbedingte Zyklusstörungen entstehen also dadurch, dass unser Körper in einer Stresssituation bestimmte Hormone vermehrt produziert, während andere gar nicht mehr bzw. kaum mehr produziert werden.

Das wirkt sich dann wiederum auf andere Hormone und Körperfunktionen aus und bringt unser gesamtes vegetatives Nervensystem aus dem Gleichgewicht. Je länger unser Körper unter Strom steht, desto schwerwiegender sind auch die Auswirkungen davon. Während ein paar stressige Arbeitstage Ihren Zyklus kaum beeinflussen werden, wirkt sich monate- oder jahrelanger Stress natürlich umso stärker auf den weiblichen Zyklus auf.

Unerfüllter Kinderwunsch: Stress kann eine Schwangerschaft verhindern

Ausbleiben des Eisprungs durch Stress

Dass die Periode hin und wieder etwas vom regulären Zyklus abweicht, ist völlig normal und auch noch kein Grund zur Sorge. Doch extremer oder langanhaltender Stress kann also sogar dazu führen, dass der Eisprung komplett ausbleibt und der Kinderwunsch unerfüllt bleibt.

Mittlerweile gibt es auch zahlreiche Studien, die beweisen, dass es gestresste Frauen umso schwerer haben, schwanger zu werden, da es einen direkten Zusammenhang zwischen Stress und Empfängnisproblemen gibt. Daher ist die Aussicht für eine erfolgreiche Befruchtung der Eizelle in Stresssituationen als sehr ungünstig zu bewerten.

Der Körper muss für eine Schwangerschaft bereit sein

Bei Stress schüttet der Körper vermehrt Stresshormone wie Cortisol aus, die eine Befruchtung sogar unmöglich machen können. Im Endeffekt ist das eine natürliche Schutzfunktion des Körpers, die noch aus Urzeiten stammt. Da der Körper während einer Schwangerschaft wahre Höchstleistungen vollbringen muss, sucht er sich natürlich auch einen günstigen Zeitpunkt aus, um Kinder zu kriegen.

Wer bereits vor einer Schwangerschaft unter Dauerstress leidet, braucht sich deshalb auch nicht wundern, wenn es mit der Empfängnis nicht klappt. Je höher die Konzentration von Stresshormonen im Blut ist, desto geringer ist auch die Chance für eine Schwangerschaft, da der Körper dadurch weiß, dass es sich um einen ungünstigen Zeitpunkt handelt.

Druck bei der Familienplanung

Auch bei der Familienplanung sollte Stress möglichst vermieden werden, denn auch dadurch reduziert sich die

Wahrscheinlichkeit, tatsächlich schwanger zu werden. Sobald sich ein Paar dazu entschlossen hat, ein Kind in die Welt zu setzen, bekommt der weibliche Zyklus eine ganz neue Bedeutung. Spätestens zu diesem Zeitpunkt beginnen Frauen damit, ihren Zyklus zu beobachten, um die fruchtbaren Tage zu berechnen.

Dennoch gehen viele Frauen mit zu viel Druck an die Sache ran, stellen genaueste Berechnungen auf und nehmen alles viel zu ernst. Genau bei diesen Frauen ist es dann auch häufig der Fall, dass der so ersehnte positive Schwangerschaftstest sehr lange auf sich warten lässt.

Das führt dann dazu, dass sie sich psychisch noch mehr unter Druck setzen und sich ihr gesamter Tagesablauf nur noch ums Schwanger werden dreht. Auch das sorgt dann dafür, dass sich die Konzentration von Stresshormonen im Blut immer weiter erhöht und die Chance, endlich schwanger zu werden, immer weiter sinkt.

Was kann man gegen stressbedingte Zyklusstörungen unternehmen?

Wenn Sie die Vermutung haben, dass Stress und emotionale Anspannungen die Ursache für Ihre unregelmäßige oder ausbleibende Periode sein könnte, sollten Sie folgendes unternehmen:

1. Der Gang zum Frauenarzt

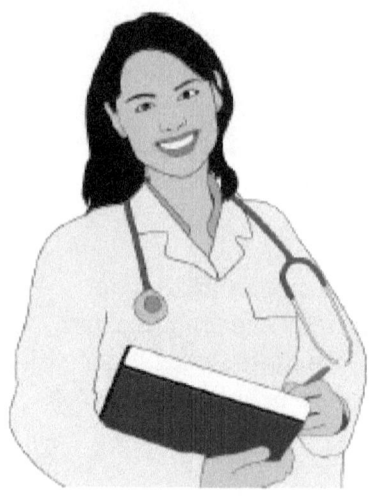

Immer, wenn sich Ihr Zyklus verändert oder Ihre Periode sogar ganz ausbleibt, sollten Sie das Gespräch mit einem Gynäkologen Ihrer Wahl suchen.

Nur ein Experte ist letztendlich in der Lage, die Ursache für Ihre Zyklusstörungen herauszufinden und eine verlässliche Diagnose zu erstellen. Außerdem können Zyklusstörungen auch auf schwerwiegende Krankheiten hindeuten, bei denen sofortiger Handlungsbedarf besteht.

2. Den Stress besiegen, um endlich schwanger zu werden

Die Stressursache ausfindig machen

Wenn Sie vermuten, dass die Ursache für Ihre Zyklusstörungen im Stress liegen könnte, geht kein Weg daran vorbei, die Stressquelle ausfindig zu machen und eine Möglichkeit zu finden, diesem Stress den Kampf anzusagen. Wer unter extremen oder langanhaltenden Stress leidet, schadet nicht nur seiner Gesundheit, sondern verhindert auch, dass ein lang ersehnter Kinderwunsch gar nicht erst in Erfüllung geht.

Denn Stress wirkt sich nicht nur negativ auf unsere Gesundheit und unser Allgemeinbefinden aus, sondern auch auf den weiblichen Zyklus.

Stress bewältigen

Gestresste Frauen, die Schwierigkeiten damit haben, schwanger zu werden, sollten es mit Entspannungstechniken wie Yoga, Pilates, Massagen oder Mediation versuchen, um gegen den Stress anzukämpfen. Wenn der Stress sogar unseren gesamten Alltag bestimmt, sind Entspannungstechniken jedoch auch nur eine kurzfristige Lösung.

Auf langfristige Sicht müssen grundsätzliche Veränderungen her, damit diese Stressfaktoren ein für alle Mal eliminiert werden können.

Die effektivsten Methoden, um Stress langfristig abzubauen und endlich schwanger zu werden

Entspannungstechniken wie Yoga oder Meditation sind zwar eine gute Möglichkeit, um nach einem stressigen Tag herunterzukommen und abzuschalten. Dennoch sollte man nach einer Methode suchen, die einem dabei hilft, mit den Herausforderungen des Lebens generell besser umgehen zu können und Stress gar nicht erst zuzulassen. Die folgenden Tipps und Tricks können Ihnen dabei helfen, den Stress zu besiegen und endlich schwanger zu werden.

Tipps, um abzuschalten und schneller schwanger zu werden

Lenken Sie sich ab

Anstatt sich den ganzen Tag mit dem Thema Kinderkriegen und Schwanger werden zu beschäftigen, sollten Sie nicht zu viel darüber nachdenken und sich mit Dingen ablenken, die Sie gerne machen. Denn je mehr Sie über das Schwanger werden nachdenken, desto mehr Druck üben Sie auf sich aus – und das wirkt sich negativ auf die Befruchtung aus.

Planen Sie doch einfach mal wieder einen entspannten Wochenendtrip mit Ihrem Partner. Das wichtige dabei ist, dass ihr beide entspannt und so oft miteinander schlaft wie es nur geht – und das ganz entspannt, ohne dabei an eine mögliche Schwangerschaft zu denken.

Lernen Sie es, NEIN zu sagen

Durch zu viel Stress im Alltag und im Job kann das Stressniveau im Körper enorm ansteigen, was die Chancen einer Schwangerschaft natürlich verringert. Aus diesem Grund ist es umso wichtiger, dass Sie lernen Nein zu sagen und Ihre Prioritäten neu ausrichten. Überlege Sie, welche Aufgaben Sie an Ihre Kollegen abgeben könnten und arbeiten Sie an Ihrem Zeitmanagement.

Auch im privaten Bereich sollten Sie häufiger Nein sagen. Sie müssen nicht zu jedem Treffen erscheinen und Ihre beste Freundin wird Ihnen garantiert nicht die Freundschaft kündigen, wenn Sie einmal nicht für sie da sein können.

Überstürzen Sie nichts

Sie und Ihr Partner solltet sich viel Zeit lassen, um schwanger zu werden. Selbst wenn der Entschluss feststeht, dass ihr ein Kind in die Welt setzen wollt, muss es ja nicht von heute auf morgen sein. Nehmt euch stattdessen lieber viel Zeit dafür und überstürzt nichts.

Denkt gar nicht erst daran, dass es bereits im nächsten Monat klappen muss. Sagt stattdessen, dass ihr in den nächsten 6 Monaten oder innerhalb von einem Jahr schwanger werden wollt. Das sorgt gleichzeitig dafür, dass ihr viel entspannter an die Sache rangeht, wodurch eine erfolgreiche Befruchtung und eine baldige Schwangerschaft noch viel wahrscheinlicher werden.

Erlernen Sie eine Entspannungstechnik

Entspannungstechniken können Ihnen dabei helfen, in stressigen Situationen wieder herunterzukommen und das Stressniveau zu senken. Yoga oder Meditation sind bewährte Entspannungstechniken, um Körper und Geist zu beruhigen und wieder in den Einklang zu bringen. Melden Sie sich zusammen mit Ihrem Partner für einen Kurs an oder lade Ihnen dazu eine App herunter.

Ändern Sie Ihre Einstellung

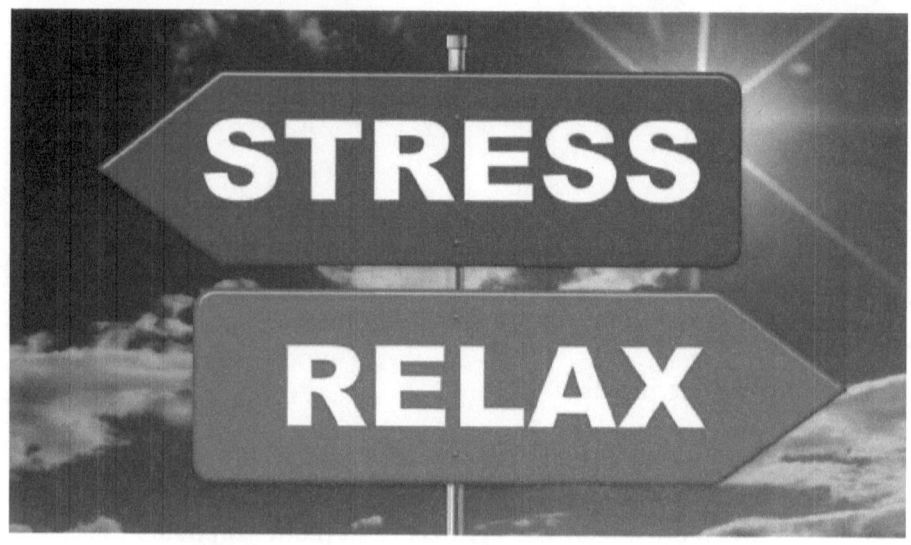

Wer regelmäßig unter Stress leidet, sollte sich einfach mal fragen, ob die Ansprüche, die man an sich selbst stellt, vielleicht etwas zu hoch sind. Sollte das der Fall sein, muss man lernen, diese etwas herunterzuschrauben.

Man sollte sich klarmachen, dass man nicht immer 110 % geben muss, um mit sich selbst zufrieden zu sein. Machen Sie sich bewusst, dass es auch Tage gibt, an denen es einfach nicht so läuft. Es ist vollkommen ok, wenn man hin und wieder nur 70 oder 80 % gibt.

Schritt 5: Lassen Sie sich nicht unter Druck setzen

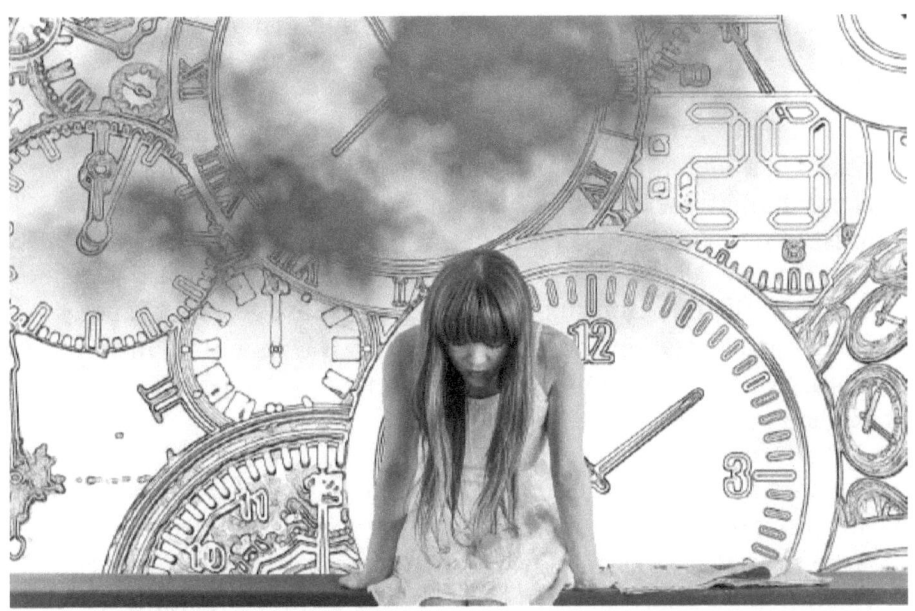

Unter Druck kann sich nichts entfalten

Weder beim Kinderwunsch noch im Alltag bringt übermäßiger Druck einen weiter. Letztendlich hängt natürlich beides auch zusammen.

Fangen Sie doch erst einmal mit diesen Schritten an

Verändern Sie die äußeren Belastungen und Anforderungen – beruflich wie privat, indem Sie Ihr Arbeitspensum reduzieren oder einfach besser organisieren. Analysieren Sie Ihre Arbeitsabläufe: Was können Sie vereinfachen, was delegieren, welchen Stress abbauen?

Schaffen Sie sich eine Wohlfühl-Atmosphäre am Arbeitsplatz. Setzen Sie sich selbst nicht ständig unter Druck, indem Sie meinen, bestimmte Ergebnisse produzieren zu müssen, stapeln Sie tiefer. Sie müssen nicht immer pedantisch perfekt wie ein Roboter reagieren; Sie sind keine Maschine. Nehmen Sie das Beispiel des alternden Fußballprofis, der nicht mehr den hektischen jungen Nachwuchs-Hüpfern hinter hecheln muss, sondern durch seine Routine und Erfahrung geniale Spielzüge aus der Hüfte landet.

Er kennt aus seiner langen Erfahrung schon den nächsten Zug, was seine jungen Gegner planen. Setzen Sie also Ihr Herrschaftswissen ein und bleiben Sie absolut gelassen. Sie müssen nicht mehr gehetzt jede „Action" im Job mitmachen.

Weichen Sie den Belastungen am Arbeitsplatz geschickt aus. Dazu bedarf es allerdings einer gewaltigen Umstellung in Ihrem Kopf. Sehen Sie die Dinge aus einer anderen Perspektive, einfach viel gelassener.

Neustart auf der Arbeit. Das muss keine Kündigung bedeuten. Sie können ganz einfach noch mal von vorne anfangen. Ihr Arbeitstag war stressig? Doch Sie können kaum sagen, was Sie eigentlich geschafft haben? Ein mieses Feierabendgefühl.

Oft ist es die Überlastung, Personal wird abgebaut, Sie bekommen noch mehr aufs Auge gedrückt. 20 Mails müssen beantwortet werden, der Kollege legt noch einen Stapel Akten auf Ihren Schreibtisch. Das Telefon klingelt und Ihr Fax spuckt neue Aufträge aus. Das ist wie in der Küche: Kochen Sie in zu vielen Töpfen gleichzeitig, läuft irgendwann etwas über. Hier ein paar Tipps, wie Sie dem Stress-Chaos entrinnen:

Säubern Sie Ihren Schreibtisch – alles runter! Dann kommt nur das wieder zurück, was wirklich dringend und wichtig ist. Sie werden sich wundern, was alles nicht sofort angepackt werden muss und später in Ruhe bearbeitet werden kann. Legen Sie zunächst die überflüssigen Akten und Vorgänge in einen Karton neben Ihrem Schreibtisch.

Das können Sie später bei freier Zeit abarbeiten. Ihr Schreibtisch sollte übersichtlich bleiben, also bitte auch täglich aufräumen. Trennen Sie sich von erledigten Aufgaben, heften Sie sie ab, weg damit. Werfen Sie Altes, Überholtes weg.

Und noch eins: Wir sind ja alle immer noch ein Volk von Jägern und Sammlern. Mir geht es auch so, ich erliege immer wieder diesem Trieb: Wir lesen Nachrichten, Reportagen, Hintergrundinformationen, Flyer, Broschüren. Dabei lesen wir sie in der riesigen Informationsflut nur kurz an, finden sie interessant, haben aber im Moment keine Zeit für intensives Befassen mit der Materie. Was passiert? Richtig: Wir sammeln wie früher bei der alten Tageszeitung reißen wir Fragmente raus, heben sie auf – für später Mal, wenn wir Zeit haben.

So füllt sich unser Desktop mit allerlei Müll, bis es absolut chaotisch aussieht und unübersichtlich wird. Oder auf unserem Schreibtisch sammeln sich so viele Papiere an – lassen Sie die mal 14 Tage lang liegen und durchforsten Sie die dann. Was glauben Sie, wie viel davon in den Müll kann? Jede Menge! Also lernen Sie, die richtige Auswahl zielgenau zu treffen.

Sie müssen entscheiden. Was ist wirklich wichtig und was nur Ihr persönliches Interesse? Ich war einmal Bilder-Manager für einen großen Dax-Konzern.

Ich bekam täglich hunderte Bildserien auf den Tisch und musste in Windeseile die Tops und Flops festlegen – die Guten ins Töpfchen, die Schlechten in den Ausschuss, also was archiviert wurde und was unbrauchbar war.

Da lernen Sie, sich schnell festzulegen – nach Hoch- und Querformat, hell und dunkel, Motivwahl, Bildausschnitt und Kreativität. Was passt genau zum Thema des Auftrags und was nicht? Genauso müssen Sie Ihren Schreibtisch aufräumen, Ihre Arbeit organisieren, Ihre Akten bereinigen – sonst gehen Sie unter und machen sich selbst Dauer-Stress.

Sie müssen sich trennen können, das ist ganz einfach Überlebenskunst im Job und der Stresskiller schlechthin.

Unterscheiden Sie die vielen Arbeitsvorgänge nach Dringlichkeit. Was brennt an und muss dringend bearbeitet werden? Schaffen Sie Kategorien nach dringlich und wichtig – nicht alles, was wichtig ist, ist auch gleich dringlich. Und umgekehrt auch: Nicht alles, was dringlich erscheint, muss auch wichtig sein. Suchen Sie also nach Aufgaben, die beide Kategorien gleichermaßen vereinen, dann liegen Sie gut. Eine feste Organisation Ihres Tages hilft Ihnen dabei, Stress abzubauen.

Feste Zeiten für E-Mail-Abruf und Bearbeitung – dazwischen läuft im E-Mail-Postfach nichts, selbst wenn sich jemand beschwert, dass er nicht unverzüglich bedient wurde. Sie können sogar noch einen Schritt weitergehen und in Ihrem E-Mail-Postfach eine automatisierte Antwort einrichten wie „Bin im Moment in einer wichtigen Besprechung bis 12 Uhr, danach wird Ihre Mail beantwortet" oder „Sie erhalten innerhalb von 24 Stunden eine Rückmeldung".

Ganz wichtig ist es, Ablenkungen zu vermeiden. Allein deshalb schon muss Ihr Schreibtisch aufgeräumt sein. Kein unnützes Spielzeug, keine Stifte-Box in Form einer barbusigen nackten Frau oder eines Muskel-Boys, auch Bilder Ihrer Liebsten sollten Sie nicht ablenken, wenn Sie wichtige und dringliche Vorgänge bearbeiten. Hängen Sie ein Schild an Ihre Tür „Bitte nicht stören" oder bitten Sie Ihre Sekretärin, im Moment niemanden in Ihr Büro zu lassen.

Auch da gilt: Wichtig und dringlich, etwa wenn der Boss was von Ihnen will, dann ja! Und dennoch platzt einem manchmal der Kopf, der Durchblick geht verloren. Dann gehen Sie sofort für fünf Minuten raus auf die Toilette oder vor die Tür – alles auf Neustart!

Denken Sie in diesen Minuten nach, was jetzt wirklich zählt, sortieren Sie sich neu, bekommen Sie einen klaren Kopf –

Stress abbauen. Zum Thema Ablenkung passt noch, dass Sie ja in der Regel mit einem PC oder Laptop arbeiten. Kein Internet, kein Smartphone – das sind alles Zeitfresser, die Ihnen nur Stress bei der Arbeit bereiten. Sie verdaddeln Ihre Arbeitszeit, während Ihre wichtig und dringlich eingestuften Vorgänge anschmoren.

Versuchen Sie einmal zu errechnen, wie viel Zeit Sie Ihre Emails gekostet haben. Aufschieberitis im Arbeitsleben ist absolut unbefriedigend. Sie macht den Stapel nur noch größer. Auch unangenehme Dinge wie das Gespräch mit dem Chef, komplizierte Aufgaben, nervige Kunden, Meetings müssen erledigt werden. Ändern Sie Ihre Einstellung zu solchen Dingen, indem Sie sich freuen, das erledigt, quasi die Baustellen abgeräumt zu haben. Überwinden Sie Ihren inneren Schweinehund. Denken Sie ganz einfach an die angenehmen

Folgen – sie sind erledigt.

Belohnen Sie sich dafür ruhig, denken Sie sich etwas aus, zum Beispiel relaxt abends mit Ihrem Partner fein essen gehen, ein Glas Wein trinken oder den neuesten Kinofilm ansehen. Auch bei solchen unangenehmen Arbeitsvorgängen bewährt sich die Philosophie der kleinen Schritte. Bitten Sie den Chef erst mal nur um einen Termin, dann ist das schon mal eingestielt.

Dann bereiten Sie sich auf das Gespräch vor. Haben Sie ständig unangenehme Aufgaben zu erledigen, sind feste Zeiten gut, zu denen man da rangeht, am besten gleich zu Arbeitsbeginn, da ist man frisch und fit, und dann belohnen Sie sich selbst mit den einfachen und schönen Aufgaben des Arbeitsalltags. Manche Experten empfehlen auch eine Not-to-do-Liste. Überlegen Sie sich, was Sie in Zukunft nicht mehr erledigen möchten und müssen. Misten Sie aus: Die Organisation der Weihnachtsfeier gehört ebenso nicht zu Ihrem Pensum wie das Ehrenamt der Kaffeekasse.

Delegieren heißt das Zauberwort und ausmisten. Das sind alles Zeiträuber, kostet Sie dazu noch Nerven und macht Stress.

Flurbereinigung nennt man das. Manche Kollegen arbeiten ungestört, während bei Ihnen alles landet. Ändern Sie auch Ihre innere Einstellung. Sie mögen es gut und angenehm finden, immer gefragt zu werden, doch das kann auch zur Last werden. Verzichten Sie auf diese Art von Anerkennung, so gewinnen Sie keinen Blumentopf und bauen vor allem Ihren Stress nicht ab.

Betrachten Sie von jetzt an jede neue Aufgabe, die an Sie herangetragen wird, wie ein Paket von der Post. Schauen Sie genau darauf: Ist es auch wirklich für Sie bestimmt? Will und muss ich das annehmen? Vielleicht brüskieren Sie damit Ihre Kollegen, aber es geht um Ihren Arbeitsablauf, um Ihre Arbeitsorganisation und schließlich um Ihren Stress.

Soll doch mal der Kollege, der sonst nie gefragt wird, aber sich immer in die erste Reihe, der wohl organisierten Weihnachtsfeier setzt, mal neue Aufgaben übernehmen. Sagen Sie öfter: „Nicht mein Problem!" Mono-Tasking statt Multi-Tasking! Sie werden permanent dazu getrieben, gleichzeitig auf mehreren Hochzeiten zu tanzen, zu mailen, zu telefonieren, Briefe abzuzeichnen, Kunden zu bedienen, Kollegen zuzuhören und so weiter.

Wirklich erfolgreiche Menschen konzentrieren sich nur auf eine Sache und machen die echt gut. Der Mensch ist nicht dazu geschaffen, mehrere Sachen gleichzeitig gut zu machen – das führt nur zu Stress. Unser Gehirn kann eigentlich gar nicht zwei Dinge auf einmal gleich intensiv und richtig erledigen.

Dazu ein ganz einfaches Beispiel: Lesen Sie nur mal ein Buch und schalten dazu die Nachrichten im Fernsehen an. Entweder bekommen Sie nur den halben Inhalt des Buches peripher mit oder schnappen nur Bruchteile der News auf – prüfen Sie das mal genau: Wie war das noch im letzten Kapitel des Buches? Sie erinnern sich kaum, was Sie gerade gelesen haben, geschweige denn im Langzeit-Gedächtnis abgespeichert ist. Wie viele Menschen sind bei dem Flugzeugabsturz – wo eigentlich genau – umgekommen? Und schon merken Sie, wie der Hase läuft: Ihre Konzentration ist dahin, also hören Sie auf mit dem verfluchten Multi-Tasking, dann werden Sie auch wieder richtig gut im Job, und das auch noch stressfrei.

Werden Sie ein glühender Verfechter des Mono-Taskings, ja, und stoßen Sie Ihre Kollegen oder Ihren Chef ruhig auch mal vor den Kopf: „Sorry, im Moment ist das hier wichtiger, das muss jetzt erledigt werden – ich komme gleich!" Erledigen Sie eins nach dem anderen. Bleiben Sie im Augenblick, im Jetzt, bei der einen Aufgabe, die aktuelle Tätigkeit hat absolute Priorität. Das ist übrigens die beste Methode, sagen Fachleute, abends zufrieden und stressfrei nach Hause zu kommen. Und es ist obendrein ein sehr gutes Gefühl, richtig was geschafft zu haben, und auch wirklich gut seine Aufgabe gemeistert zu haben. So werden Sie richtig effizient.

Übrigens, alles gilt natürlich für jeden Job, auch für selbstständige freie Arbeit. Ob Büroarbeit, Verkauf, Lehre und Forschung, handwerkliche Tätigkeiten – überall gibt es Stress, den Sie ähnlich bekämpfen.

Sie sollten sich besser und gut entspannen. Entspannungs-Techniken sind ein hervorragendes Mittel gegen Stress. Manchmal kann man sich nicht ganz dem Stress entziehen. Dann ist es aber wichtig, dass man die Stress-Folgen abmildert. So erhöhen Sie Ihre eigene Belastbarkeit. Lernen Sie, sich wirksam zu entspannen (siehe oben). Lernen Sie einfache Techniken oder greifen in den großen Fächer unterschiedlicher Methoden:

Atemtechniken, Yoga, Autogenes Training, Tai-Chi, Tiefen-Entspannung, Jacobsen und so weiter.

Meditation kann die Belastungen im Gehirn wieder umkehren und das Denkzentrum reaktivieren, die Serotonin-Ausschüttung wieder ankurbeln. Es gibt kurzfristige schnelle Wege und eher langfristig angelegte. Es kommt darauf an, ob Sie grundsätzlich eine andere Haltung einnehmen wollen oder schnelle Krisen-Bewältigung brauchen. Suchen Sie sich die Methode aus, die

Sie wieder runterbringt. Manche Menschen rennen eine Stunde durch den Wald und bauen so Stress ab. Andere lesen ein Buch, wieder andere gehen essen oder haben guten Sex.

Die Deutsche Herzstiftung empfiehlt an dieser Stelle, so pragmatisch wie möglich vorzugehen. Führt eine Methode zur Entspannung, dann ist sie gut. Wenn nicht, sollte man eine andere ausprobieren. Es gibt Menschen, die allein am besten entspannen, andere eher in der Gruppe unter Anleitung eines „Vorturners" mit suggestiver oder einschläfernder Stimme.

Wichtig aber ist, die jeweilige Technik regelmäßig anzuwenden, damit man sie in Stresssituationen intuitiv abrufbar hat. Zur Entspannung gehört auch eine erhöhte und verbesserte Achtsamkeit. Je mehr wir wahrnehmen, umso besser entspannen wir auch. Backen Sie doch mal einen Kuchen. Wer Speisen zubereitet, macht etwas, was grundlegend angenehm ist, Sie positiv beschäftigt, ohne Sie groß herauszufordern – erst schaffen Sie Befriedigung, dann den Genuss.

Oder streicheln Sie ein Tier. Die entspannende Wirkung ist wissenschaftlich belegt. Übrigens, das Streicheln einer Katze ist besonders beruhigend. Man setzt mittlerweile Tiere in der Betreuung von gestressten Problem-Kids ein, gibt ihnen so auch ein Gefühl von Verantwortung und zu lernen, mit anderen Menschen behutsamer umzugehen. Tiere heilen – nicht umsonst sind sie gern gesehene Gäste in Altenheimen und auf Kinderstationen. Verschenken Sie doch mal etwas und machen Sie damit andere glücklich – und sich selbst natürlich auch.

Glückshormone senken das Stressgefühl.

Lachen Sie mal wieder und so oft es geht. Eigentlich lachen wir viel zu wenig – meist nur dann, wenn wir wirklich was zu lachen haben. Warum bauen Sie in Ihren Tag nicht Lachen ein? Ja, lachen Sie ruhig grundlos – warum? Auch grundloses Lächeln kann nämlich das Glückshormon Serotonin freisetzen.

Und eben das braucht ja unser stressgeplagter Körper. Schauen Sie sich Urlaubsfotos an, denn auch eine mentale Kurzreise wirkt wie eine schöne, entspannte Erinnerung an Meer, Berge, Seen und alle anderen Erinnerungen an die erholsame Zeit.

Die entspannende Wirkung von Yoga hatte ich bereits erwähnt. Buchen Sie ihn doch, den Yoga-Kurs, jetzt ist die Gelegenheit. Yoga reduziert Stress, das inzwischen so gut bewiesen, dass sogar die Krankenkassen die Kosten dafür übernehmen.

Was halten Sie davon, einmal in die Stadt, ohne jede Kaufabsicht zu gehen. Bummeln Sie durch die Straßen, ohne hektisch Ihre Einkaufsliste abzuarbeiten. Setzen Sie sich ein schönes Café, trinken einen Kaffee, beobachten andere Menschen und tun Sie einfach mal nichts, das entspannt.

Jetzt legen Sie einmal eine CD eines guten Konzerts, Orchestermusik oder Chorgesang ein und lauschen der schönen Musik über Kopfhörer. Schließen Sie die Augen, lassen Sie sich durch nichts stören. Geben Sie sich ganz der schönen Musik hin und gehen voll darin auf. Neben Entspannung bedeutet das auch Glück pur.

Trinken Sie mal eine Tasse guten Tee, denn das Getränk gehört zu den gesündesten Lebensmitteln überhaupt. Es ist ein natürliches Getränk mit vielen wertvollen Inhaltsstoffen für Ihre Gesundheit und Ihr Wohlbefinden. Gehen Sie in einen gut sortierten Tee-Laden und kaufen Sie bitte nicht Tee in Beuteln, sondern losen Tee. Riechen Sie an den Mischungen, ob sie Ihnen zusagen. Allein schon von den Düften werden Sie begeistert sein. Tun Sie sich also selbst mal etwas Gutes und entspannen Sie sich dabei.

Zu den Veränderungen im Kopf zählen auch die eigenen stressverschärfenden Einstellungen und Bewertungen, die man allzu oft selbst hat. Überprüfen Sie die, etwa „Ich muss diesen Bericht unbedingt heute noch fertigstellen" – oder „Ich muss meine Frau endlich heute richtig beglücken" – warum? Wenn Sie unter Volldampf stehen, kann das auch warten. Nichts muss, aber alles kann. Verändern Sie Ihren eigenen Druck, den Sie sich selbst aufbauen.

Es sind die Erwartungen an uns selbst – völliger Nonsens! Warum setzten wir uns selbst so unter Druck und machen uns dadurch selbst Stress? Wir schrauben die eigenen Anforderungen an uns selbst zu hoch.

Dabei bringen wir uns in eine vermeintliche Abhängigkeit von dem Urteil anderer oder setzen uns durch dumme Sprüche wie „Starke Menschen brauchen keine Hilfe" selbst unter Druck. Nur so ist es möglich, dass in ein und derselben Situation der eine cool bleibt und sie souverän meistert, während der andere sich ärgert. Wir alle haben die Fähigkeit, auch aus unangenehmen Situationen das Beste zu machen. Wir wissen heute, dass negative Gefühle wie Stress, Druck oder Ärger allein im Kopf beginnen – und eben dort können Sie demnach auch erfolgreich wieder verändert werden. Sehen Sie Ihre täglichen Belastungen und vermeintlichen Katastrophen realistisch. Sagen Sie sich immer „Alles ist lösbar!", nichts ist unlösbar, nur der Tod.

Im Leistungstraining von Sportlern und auch in der modernen Psychologie finden sich alltagstaugliche Methoden, die unsere persönliche Belastbarkeit erhöhen; sie schützen auch vor Stresskrankheiten. „Grenzenlos" ist ein weiteres Rezept gegen Stress. Warum? Jede Grenze, die Sie sich in Ihrem Kopf setzen, manifestiert sich auch in Ihrem Leben.

Nehmen wir ein einfaches Beispiel:

Sie suchen neue Freunde nach einem Umzug und sagen sich selbst immer wieder: „Es ist schwer für mich, neue Freunde zu finden, weil ich eben kein einfacher Mensch bin." Vielleicht stimmt es ja – aber: Dadurch, dass Sie sich immer wieder einreden, es sei eine selbsterfüllende Prophezeiung, glauben Sie mit der Zeit selbst daran, weil Sie es sich immer wieder selbst einreden. Sie sollten sich stattdessen sagen: „Es ist für mich besonders leicht, neue Freunde zu finden, weil ich eben ein besonderer Mensch bin." Es ist einfach nur ein anderer Gedanke, eine andere Herangehensweise. Sie führt zu einem anderen Verhalten in Ihrem Leben – und eben zu ganz anderen Ergebnissen.

Wie sagte Henry Ford so treffend: „Ob Sie denken, dass Sie es können oder dass Sie es nicht können: Sie werden immer Recht haben." Und noch ein Zitat aus dem Talmud: „Achten Sie auf Ihre Gedanken, denn sie werden Worte. Achten Sie auf Ihre Worte, denn sie werden Handlungen. Achten Sie auf Ihre Handlungen, denn sie werden Gewohnheiten. Achten Sie auf Ihre Gewohnheiten, denn sie werden Charakter." Was sagt uns das?

Mit Ihren Gedanken fängt alles an. Die Macht Ihrer Gedanken ist grenzenlos, sie kann Berge versetzen. Wenn Sie endlich beginnen, richtig zu denken und sich auf die richtigen Dinge zu konzentrieren, kann sich alles in Ihrem Leben für immer verändern – auch der Stress! Sie müssen einen starken Glauben in sich und Ihre Fähigkeiten entwickeln – ganz egal, wie die Außenwelt über Sie denkt. Sie können noch vermutlich viel mehr, als Sie es sich jetzt vorstellen mögen. Sie müssen positiv und optimistisch denken, nicht an sich selbst zweifeln, dann entfalten Sie Ihr ganzes Potenzial. Sie müssen persönlich wachsen und weiterkommen, Stillstand kann für Sie keine Option sein, denn dann würden Sie ja in Ihrem Stress verharren.

Natürlich kann das auch bedeuten, dass man seine Arbeitsstelle wechselt. Aber auch, dass man ferne Länder bereist, sich selbstständig macht, also glücklich und stressfrei wird. Es kann auch Kampf bedeuten, den inneren Schweinehund zu überwinden, um seinem Leben eine neue Richtung zu geben.

Achten Sie auf Ihre Ernährung! Sie kennen das bestimmt von sich selbst: Unter Stress und Termindruck wird Ihre Ernährung unkontrolliert. Sie achten nicht sorgfältig auf einen guten Ernährungsstil. Man geht schnell in die Kantine, schlingt sein Essen hinunter – oder eilt zum Fast- Food-Imbiss um die Ecke, ordert den Pizza-Service. Manchmal bedient man sich auch am Automaten, kippt hastig überzuckerte Softdrinks in sich hinein.

Man vernachlässigt also unter Stress eine ausgewogene Ernährung mit Gemüse, Salaten, Vitaminen, Eiweiß und Mineralstoffen. Und man isst erfahrungsgemäß unter Stress mehr, weil man nicht mehr wahrnimmt, was man alles in sich hineinstopft. Sie sitzen am Computer, arbeiten hektisch und greifen nach Nahrung. Da sie am Arbeitsplatz nicht rauchen dürfen, suchen Sie Ersatz in Essbarem. Zusätzlich trinken Sie abends zur Entspannung vermehrt Alkohol. Jetzt schließt sich der Teufelskreis: Sie bewegen sich kaum noch. Die Folge ist Übergewicht; das macht Sie selbst unzufrieden und verstärkt nur noch Ihre Stressgefühle.

Erkennen Sie solche Stressphasen und steuern mit einem ausgewogenen Speiseplan dagegen. Bereiten Sie Ihr Essen vor, indem Sie sich ausgewogene Rezepte zurechtlegen, etwa aus der so genannten Mittelmeer-Küche. Hier haben Sie oft keine langen Zubereitungszeiten und die ausgesuchten Lebensmittel enthalten Gemüse, Salate – oft auch gesunden Fisch.

Der Newsletter der Deutschen Herzstiftung gibt regelmäßig Rezept-Ideen heraus. Allerdings sollten Sie auch auf ausreichend Vitamine und Spurenelemente achten, die Sie notfalls als Ergänzung zur Nahrung zu sich nehmen sollten. Das Vitamin D begrenzt die negativen Folgen von Stress auf Ihre Gesundheit. Tipp: Zwei bis drei Minuten mit freiem Oberkörper in die Sonne, so oft sie scheint, gibt dem Körper die Vitamine D und E. Prüfen Sie auch, ob Ihr Körper genügend Folsäure B 12 hat. Man bekommt aber auch Vitaminpillen in jeder Drogerie. Sie sollten vielleicht ein paar Euro mehr ausgeben und sich Originalpulver in der Apotheke kaufen – ohne Zusatzstoffe. Diese rühren Sie mit etwas Wasser an und haben Ihren Vitamintrunk. Kennen Sie die Kraft des Lavendels? Nicht umsonst legt man sich ein kleines Beutelchen neben das Kopfkissen, es beruhigt und hilft beim Einschlafen. Wir verbinden Lavendel mit Sommerurlaub und Lebensfreude, sein

Duft wirkt auf unser Gehirn beruhigend und Lavendel gilt als Naturarznei.

Eine Zeitungsbotin sagte mir einmal, immer wenn sie stressig morgens in aller Frühe von Tür zu Tür hetzte, hat sie gelegentlich in den Vorgärten eine Blüte abgezupft und diese zwischen ihren Fingern zerdrückt. Sie enthalten ätherische Öle, die man lange Zeit einatmen kann. Sie empfand diesen Duft als beruhigend, stress-mildernd und sie verteilte beschwingt ihre Zeitungen weiter. Doch erst als Kapseln eingenommen oder als Tee getrunken entfaltet Lavendel seine volle Wirkung. Er beruhigt, mindert Angst und Stress.

Schokolade macht glücklich und gilt ebenso als Stresskiller. Lassen Sie mal ein Stück ganz langsam auf der Zunge zergehen. Wenn Sie dann auch noch dunkle Schokolade nehmen, dann setzt die obendrein noch einen Glücksbotenstoff frei. Konzentrieren Sie sich ganz auf etwas Köstliches, das macht Sie ruhig. Über das Glas heiße Milch mit Honig als Einschlaf-Hilfe ist schon viel geschrieben worden. Wussten Sie aber, dass unser Körper aus Kuhmilch sogar Anti-Stress-Substanzen bilden kann?

Zucker im Honig beschleunigt diesen Vorgang noch. Wechseln Sie in die Vogelperspektive! Zu den wirkungsvollsten Techniken, mit Stress umzugehen, gehört es, bewusst in die Vogelperspektive zu wechseln. Betrachten Sie eine Situation weit von oben, zum Beispiel einen Stau auf der Autobahn. Bevor Sie alle fünf Minuten aus der Haut fahren und sich immer mehr aufregen, steigen Sie nach oben. Sie sehen den Stau und wie es nur schrittweise vorangeht. Das ist unabänderlich, es ist so, wie es ist. Oder sehen Sie andere Stress-Situationen von außen, aus der Betrachtung eines völlig Unbeteiligten. Sie selbst kommen schnell zu dem Ergebnis: Der Stau ist da, den kann ich nicht wegzaubern. Wenn ich mich jetzt ständig aufrege, mache ich die Situation für mich selbst nur noch schlimmer. Ergeben Sie sich sozusagen fatalistisch in Ihr Schicksal und machen das Beste daraus, indem Sie angenehme Musik hören, sich angeregt unterhalten oder, wenn Sie allein sind, Pläne für den nächsten Tag schmieden. Wenn's ganz schlimm kommt, fahren Sie auf den nächsten Parkplatz und trinken einen Tee.

Vermeiden Sie insbesondere eine vergleichende Betrachtungsweise: „Der andere kommt schneller ans Ziel; ich muss noch schnell in die Lücke, um ein paar Meter aufzuholen; wenn ich auf den Parkplatz fahre, verliere ich kostbare Zeit und Kilometer." Das alles bringt rein gar nichts und setzt Sie nur noch mehr unter Stress. Natürlich wird es Ihnen nicht immer gelingen, eine innere Distanz zu dem Stress auslösenden Geschehen aufzubauen und so dem Stress zu entfliehen. Aber je öfter Sie es versuchen, umso eher werden Sie es eines Tages beherrschen. Es wird Ihnen in Fleisch und Blut übergehen – alles nur eine Frage des Trainings.

Versuchen Sie es mal mit Sport. Das Zauberwort gegen Stress heißt Sport/Bewegung. Er zählt zu den die besten Möglichkeiten, Stress abzuschütteln. Schon eine halbe Stunde Schwimmen, Joggen oder strammes Spazierengehen zeigen wahre Wunder. Probieren Sie es mal aus. Nicht umsonst zählt Bewegungstherapie zu den erfolgreichsten in einer psychosomatischen Klinik.

Sie steht auf jedem Programm. Aber: Körperliche Bewegung ist auch gut gegen Schlafprobleme, allerdings nicht abends kurz vor dem Schlaf. Denn die belebende Wirkung von Sport hält über mehrere Stunden an. Sport kurz vor dem Schlafen kann deshalb zu Einschlaf-Problemen führen.

Bewegen Sie sich also ausreichend tagsüber

Erste Maßnahme: Kaufen Sie sich einen Schrittzähler – warum? Er wirkt wie ein Motivator, denn nur zu sagen, dass man heute spazieren gegangen sei, wirkt weniger begeistert als „Ich bin heute 3500 Schritte gegangen." 5000 Schritte pro Tag sind ausgezeichnet für Ihr Wohlbefinden. Ja, belegen Sie ruhig mal einen Tanzkurs, denn hier können Sie auf spielerische Weise mehr Bewegung in Ihr Leben bringen. Tanzen schult zudem die Koordination aufeinander abgestimmte Bewegungsabläufe. Ausdauersport ist das Schlüsselwort. Sie müssen es mindestens dreimal wöchentlich schaffen, ins Schwitzen zu kommen, an Ihre Grenzen zu gehen (hängt vom Gewicht, Alter, Kondition, Blutdruck, Puls ab und muss individuell berechnet werden).

Das sind mindestens 30 Minuten ununterbrochen Fahrrad (Ergometer) fahren, strammes Schwimmen oder Joggen. Sie werden positiv zur Kenntnis nehmen, dass Sie aus 30 Minuten schnell 45 machen, weil Ihr persönliches Level wächst – Sie schaffen mit der Zeit mehr, treiben immer länger und lockerer Sport und können Ihre persönlichen Zielvorgaben hochschrauben.

Ihre Ausdauer steigt, und nur so bauen Sie Stress ab. Beispiel: Wenn Sie mit einem strammen 30-Minuten-Spaziergang gestartet sind, wird es Ihnen schon kurze Zeit später 45 Minuten lang keine Mühe mehr bereiten. So wechseln Sie dann vom Spaziergang zum Joggen. Fahrradfahren, Rudern, Laufen sind als Ausdauersport besonders geeignet. Mannschafts- oder Wettkampf-Sportarten sind dagegen weniger gut, weil gerade hierbei wieder neuer Stress droht; es geht nämlich um das Gewinnen. Man setzt sich unter Stress, indem man gewinnen will. Das ist doch ein sehr schönes Gefühl – und ganz nebenbei setzt Ihr Körper Anti-Stress-Substanzen frei.

Es reicht also nicht, einen gemütlichen Spaziergang zu machen, Sie müssen sich schon etwas quälen – und eben schwitzen. Wählen Sie die für Sie beste Sportart aus. Wer schon Übergewicht hat, sollte seine Kniegelenke nicht beim Joggen belasten. Für den ist Schwimmen besser. Wir wissen alle, bei Stress im Büro hilft eine Runde um den Block oder ein Waldspaziergang nach der Arbeit. Warum ist so? Stress setzt Energie im Körper frei, und die muss eben wieder abgebaut werden. Bewegung ist dabei eine sehr gute Möglichkeit, damit sich die produzierte Energie nicht gegen den eigenen Körper richtet.

Packen Sie die Stressursache bei den Hörnern. Nicht jeder Stress lässt sich so leicht beheben. Nehmen Sie eine schwierige Chefin oder einen cholerischen Chef. Das sind ungleiche Machtverhältnisse. Sie haben kaum Chancen – außer Sie kündigen, aber wer will das gleich? Man sollte auch nicht immer gleich das letzte Mittel der Flucht suchen.

Manchmal ist es gut, auch stressige Situationen erst mal auszuhalten – wer weiß schon, wann der Chef mal versetzt wird oder selbst das Handtuch wirft? Oft haben genervte Mitarbeiter voreilig gekündigt und kurz darauf ist der üble Chef selbst gegangen – dumm gelaufen. Aber Verhältnisse auf Augenhöhe wie in einer Partnerschaft können durchaus angepackt werden.

Gleichberechtigte Partner sollten Ihren Stress ausdiskutieren und angehen. Oft entwickelt sich Stress an der Verteilung der Hausarbeit, aber auch am Geld. Übrigens, an der Arbeit zu Hause entzündet sich der meiste Beziehungs-Stress. Hier helfen auf jeden Fall gezielte Gespräche.

Sie sollten Ihrem Partner/Ihrer Partnerin großzügig gegenübertreten und Ihrem Gegenüber ausreichend Raum für dessen Sicht der Dinge geben. Kauen Sie Ihren eigenen Standpunkt nicht wieder und wieder vor, das ist nur kontraproduktiv. Ihre Anliegen können Sie dabei ruhig ein paar Tage lang liegen lassen und sie dann mit einem gewissen Abstand in Ruhe und anständig vortragen. Sie arbeiten miteinander und nicht gegeneinander, also füttern Sie Ihre Wünsche/Anliegen mit einem Entgegenkommen bei anderen Problemen.

Partnerschaft ist immer Kompromiss. Lassen sich die familiären Belastungen mit diesen einfachen Mitteln nicht lösen, dann brauchen Sie einen Moderator oder Mediator, zum Beispiel in einer Paar- oder Familien-Therapie. Das kann wirksam helfen, Stress abzubauen.

Jetzt kommt Ihr Gegenentwurf! Negativen Stress bauen Sie am besten dadurch ab, dass Sie Ihre eigenen Interessen/Hobbys pflegen. Kommen Sie bei allem Stress nicht selbst zu kurz. Es gibt so viele Möglichkeiten – je nach individueller Interessenlage. Das kann die Modelleisenbahn sein, Motorsport auf der Rennbahn, Ballonfahren, Briefmarken sammeln, im Chor singen, Kuchen backen, sich mit Freundinnen treffen und stricken, Volleyball spielen oder Freizeitkicken und so weiter.

So kommen Sie jedenfalls besser über Ihren Arbeitsstress oder eine angespannte Büro-Atmosphäre. Man nennt das den Gegenentwurf. Darunter versteht man alle Aktivitäten, die Sie anregen, packen und positiv herausfordern. Sie führen gezielt vom schädlichen Dauerstress weg.

Stopp den Entspannungs-Killern! Es kann ja durchaus verlockend sein, nach einem stressigen Tag einfach auf der Couch zu Hause vor dem Fernseher abzuhängen. Sie sind jedoch vor der Glotze äußerst passiv und erreichen so kaum einen nachhaltigen Stress-Abbau. Sie verlieren zudem wichtige Zeit, in der Sie viel effektiver Ihren Stress des Arbeitstages vor dem Schlaf abbauen könnten.

Beobachten Sie sich mal ganz genau

Schleppen Sie oft Stress mit sich herum und schauen zu viel TV? Dann stimmt etwas nicht.

Legen Sie feste Zeiten, zu denen Sie fernsehen wollen, etwa die Nachrichten oder einen guten Film. Manchen hilft auch das „kaputtlachen" bei einer Comedyshow. Legen Sie aber auch genauso fest, an welchen Tagen Sie nicht vor der Glotze abhängen. Damit Sie dann nicht doch wieder schwach werden, sollten Sie sich mit Freunden verabreden, alte Hobbys erneut aufleben lassen oder Freizeitsport treiben – aber nie allein, weil Sie da schnell Ausreden finden, es nicht zu tun. Und merken Sie sich: Das Fernsehen ist so ein Entspannungskiller wie übrigens auch die, die nach dem Feierabend mit Ihnen in der Bar abhängen wollen und da meistens nur über die Arbeit reden.

Hände weg von Medikamenten! Pillen sind kein guter Stresskiller. Allenfalls ein Beruhigungstee oder Baldriantropfen auf Pflanzenbasis können Sie (leicht) unterstützen. Natürlich gibt es Beruhigungsmittel, die auch von Ärzten in extremen Stresssituationen eingesetzt werden, aber nur kurzfristig, weil sie sonst süchtig machen. Maximal drei bis sechs Wochen darf man sie anwenden. Sie vermindern Stress-Gefühle und können so eine Therapie einläuten und gut unterstützen. Ein erfahrener Arzt sollte Sie bei der Einnahme kritisch begleiten. Manche Menschen suchen ja überall einen Rettungsanker und gehen dann ins Internet. Dort finden Sie jede Menge Pillen zweifelhafter Herkunft und auch Wirkung. Alles, was chemisch auf die Psyche einwirkt, sollte nie im Selbstversuch angewendet werden. Sie sind doch kein Mediziner, also überlassen Sie das Feld erfahrenen Ärzten.

Übrigens, kein Diplom-Psychologe kann Ihnen Pillen geben, das verschreibt nur der Facharzt, der Neurologe in der Regel. Ihr Verhältnis zur Apothekerin kann noch so gut sein, bringen Sie sie bitte nicht in die Bredouille. Und noch eins: So gut moderne Beruhigungsmittel auch wirken, sie haben immer auch Nebenwirkungen. Sie beeinträchtigen beispielsweise im Straßenverkehr, bei der Führung von Menschen und Maschinen, weil sie ja auch matt machen oder benommen, müde, konzentrationslos – und nach dem Absetzen sogar Entzugserscheinungen zeigen.

Medikamente sind eine kurzzeitige Krisenintervention, lösen aber nie das Problem Stress. Daran sollten Sie immer denken. Und Ihr Stress muss doch langfristig bekämpft werden. Dafür eignen sich Medikamente schon mal gar nicht. Suchen Sie andere Methoden wie oben bereits beschrieben.

Positive Gefühle. Sie haben immer auch positive Auswirkungen auf unseren Körper. Wenn unser emotionales Empfinden besser wird, gehen körperliche Beschwerden leichter weg. Eine zuversichtliche Lebenseinstellung sorgt für ein viel geringeres Risiko von Herz-Kreislauf- Erkrankungen. Sie haben automatisch eine höhere Lebenserwartung. Ihre

Heilungschancen steigen rapide. Die Immunabwehr wird stabiler. Ja, positives Denken geht bis in die letzte Zelle unseres Körpers. Sind Sie innerlich entspannt und fühlen sich rundum wohl, aktivieren Sie Ihre Immunabwehr. Einfaches Beispiel: Positive Stimmung kann Grippe und andere Krankheiten verhindern. Wäre die Immunabwehr schwach, bekommen Sie schneller einen Schnupfen und Husten. Sie kurbeln Ihre Abwehrkräfte schon an, wenn Sie nur so tun als freuten Sie sich.

Schauspieler, die traurige Szenen spielen mussten, hatten nachweisbar weniger Abwehrkräfte. Schon lustige Filme oder nur das Lachen stärkt unsere Immunabwehr. Natürlich können Sie nicht 24 Stunden am Tag positiv und zufrieden sein, aber es ist gut zu wissen, dass unser Immunsystem so konstruiert ist, dass es gelegentliche negative Gefühle locker verkraftet. Allein schon, wenn Sie die am meisten verstörenden Ereignisse in Ihrem Leben in ein Tagebuch niederschreiben, führt das zu einer Steigerung Ihrer Abwehrkräfte. Ja, schreiben Sie sich den Stress von der Seele. Auch Selbsthilfegruppen, in denen Sie mit anderen Ihre Gefühle und Probleme besprechen und sich gegenseitig unterstützen, können die Abwehr stärken, auch übers Internet in Foren und Blogs. Selbst Entspannungsüben bringen unsere Abwehrkräfte auf Vordermann. Stellen Sie sich einfach die Heilung Ihres erkrankten Organs vor, auch das hilft. Sie sehen also, Sie können viel tun, gesund zu bleiben, und auch viel, um wieder gesund zu werden.

Über unsere Psyche haben wir selbst viel Einfluss auf unseren Körper. Wer an seine Genesung glaubt, hat schon den ersten Schritt zu seiner Gesundung getan – auch wieder das Prinzip der Kraft unserer (positiven) Gedanken. Führen Sie ruhig öfter mal positive Selbstgespräche, dann geht es Ihnen auch besser. Und wenn Sie Ihrem Leben gar nichts mehr Positives abgewinnen können, dann wird es höchste Zeit, dass Sie sich wieder positiv in Stimmung bringen. Mehr als 50 Prozent positiver Gedanken sind täglich absolut notwendig, um den Tag stressfrei zu bewältigen.

Merken Sie, dass das Pendel kippt, steuern Sie dagegen – indem Sie sich selbst positive Gedanken einreden, etwa so: „Ich bin mit meinem Leben glücklich und zufrieden, freue mich über jeden Tag" – oder: „Ich habe gute Gedanken über meine Zukunft, das Leben macht mir Spaß!" Man nennt das Autosuggestion. Legen Sie sich solche positiven Formeln zurecht. Ja, öfter Sie sich diese Sätze selbst einreden, umso wirksamer nimmt sie unser Unterbewusstsein auf und verändert unsere Grundeinstellung zum Leben, ja wir werden freier und stressfreier.

Weg zur Arbeit. Er ist mit einer der größten Stress-Verursacher. Denn das Pendeln von Wohnung zur Arbeit schlägt massiv auf unsere Gesundheit und kann sogar echt krank machen. Sie fahren immer zur Rush-Hour, wenn alle unterwegs sind? Staus sind an der Tagesordnung? Straßenverkehr ist eine wahre Quelle für Stress und Belastungen aller Art. Allein die unbequeme Sitzhaltung, schlechte Luft, Heizung, Klimaanlage durch falsche Einstellung und die ständig erhöhte Aufmerksamkeit sind keine guten Voraussetzungen.

Der Arbeitsbeginn und Termine stehen Ihnen im Nacken. Dann müssen Sie auch noch einen Parkplatz finden, es regnet. Sie kommen schon gereizt zur Arbeit und das überträgt sich. Abends im Feierabend-Verkehr das gleiche Spiel. Wann wollen Sie eigentlich zur Ruhe kommen?

Experten raten: Das Fahren in öffentlichen Verkehrsmitteln ist wesentlich gesünder. Sie kommen entspannter ins Büro und wieder nach Hause, können sich sogar während der Fahrt erholen. Sie nutzen sinnvoll die Zeit in Bussen und Bahnen, um ein Buch (E-Books) zu lesen, die Zeitung zu studieren oder sogar eine Fremdsprache zu lernen. Vor allem aber starten Sie relaxt in den Arbeitstag – ohne Stress, und können so viel besser arbeiten. Allerdings ist es keine gute Idee, während der Fahrt in öffentlichen Verkehrsmitteln ein Nickerchen einzulegen.

Bleiben Sie am Tag wach, damit Sie nachts gut schlafen können. Allerdings kann man sich auch nicht immer auf Bus oder Bahn verlassen. Kommen die nämlich unpünktlich an, hat man auch wieder Stress. Und viel Sitzen ist auch nicht gesund, führt zu Problemen im Hals- und Lendenwirbel-Bereich. Auch Herz, Blutkreislauf und Insulin-Stoffwechsel sind betroffen. Deshalb sollten Sie im Sommer auf jeden Fall zu Fuß gehen oder ein Fahrrad nehmen.

Oft sind Busse und Bahnen auch überfüllt, wenn dann morgens oder nachmittags zum Berufsverkehr noch ganze Schulklassen dazu kommen. Man ist eingequetscht und steckt sich auch schneller mit Krankheiten wie Grippe oder Durchfall an. Übrigens neigen Autofahrer eher zu Übergewicht. Und sie sind besonderen Gefahren ausgesetzt. Die Strecke kann noch so bekannt sein, und doch passiert etwas Unvorhergesehenes. Man ist unkonzentriert und baut einen Unfall, indem man durch eine kleine Unaufmerksamkeit auf den Vordermann auffährt. Eine gute Idee für Autofahrer oder bei längeren Anfahrten sind Fahrgemeinschaften. Da verteilt sich der Stress auf mehrere Schultern. Umweltfreundlich ist es ohnehin, als wenn jeder allein fährt. Heimfahrten sind besonders gefährlich, weil man nach einem harten Arbeitstag müde ist. Man sollte sich auch nach einem Streit nicht gleich hinters Steuer setzen.

Haben Sie im Büro eine Auseinandersetzung, dann kommen Sie erst mal runter. Sie übertragen Ihren Frust auf Ihr Auto. Schnappen Sie erst mal zehn Minuten lang draußen tief Luft. Der Sekundenschlaf hinter dem Steuer ist ein brandgefährliches Risiko. Auch Kaffee und laute Musik oder angeregte Gespräche können ihn nicht verhindern. Es ist, als ob der Vorhang plötzlich unweigerlich fällt. Das einzige Mittel gegen Schläfrigkeit ist Schlaf, und wenn es nur 15 Minuten auf dem Parkplatz sind. Familienleben und langes Pendeln vertragen sich nicht. Man weiß inzwischen, dass Frauen, die täglich stundenlang pendeln, ihren Kinderwunsch aufgeben. Wochenpendler fühlen sich sogar heimatlos, Männer dagegen haben den Eindruck, nicht genügend im Familienalltag integriert zu sein – alles Stressfaktoren durch Pendeln, wobei

Zwangs-Pendler, die also nicht freiwillig hin- und herfahren, höhere gesundheitliche Belastungen haben.

Der gute alte Freund. Wussten Sie, dass ein guter Freund stressfrei macht? Nein? Dann wissen Sie es jetzt! Und warum ist das so? Freundschaften senken den Stresslevel – bei Menschen wie bei Affen. Männliche Berberaffen zum Beispiel, die gute Freundschaften pflegen, reagieren bei Stress viel gelassener.

Enge Männer-Freundschaften bauen mehr Widerstand gegen sozialen Stress auf. Diese stresspuffernde Wirkung auch für enge Beziehungen zwischen Männern fanden Wissenschaftler heraus.

Dies hatte man bisher nur bei Mutter-Kind- und Paarbeziehungen festgestellt. Die Berberaffen stritten zwar um Weibchen, pflegten aber auch Beziehungen ähnlich den menschlichen Männer-Freundschaften. Bei einem guten Freund kann man sich ausheulen, anlehnen, trifft auf Verständnis, bekommt man Tipps und mit ihm kann man einen draufmachen. Gute Kumpels halten zusammen wie Pech und Schwefel. Und, was besonders wichtig ist, so kann man mit ihm Stress abbauen – gemeinsam.

Sie brauchen genügend Schlaf. Wenig oder schlechter Schlaf macht Stress, denn Schlafmangel produziert das Stresshormon Cortisol. Es kommt dabei weniger darauf an, dass man eine bestimmte Stundenzahl an Schlaf abbekommt, sondern wie man sich am nächsten Morgen zum Arbeitsstart fühlt. Der eine schafft das in vier Stunden, ein anderer braucht dafür acht oder neun Stunden. Unsere Regeneration braucht diesen Schlaf. Nachts erholt sich unser Körper von den Strapazen des Tages. Auch das Immunsystem tankt im Schlaf wieder auf. Sie müssen morgens frisch, fit und leistungsfähig sein. Achten Sie darauf besonders, sonst gehen Sie schon müde und gestresst an die Arbeit. Stress verhindert allerdings einen angenehmen, erholsamen Schlaf. Viele stressgeplagte Menschen beklagen zu wenig davon; sie gehen mit dem Gefühl ins Bett, endlich mal wieder richtig schlafen zu müssen.

Welche Folgen hat Schlafmangel?

Schlafmangel hat eine ganze Reihe direkter Folgen auf unsere Gesundheit. Und zwar betrifft schlechter Schlaf unser Herzkreislaufsystem und führt zu Übergewicht (Adipositas). Denn der Schlaf reguliert auch Hunger und Sättigung. Neuere Studien belegen, dass zu wenig Schlaf die Produktion des Hormons Leptin in unserem Körper reduziert. Und Leptin meldet Sättigung ans Gehirn. Der Gegenspieler ist das Hormon Ghrelin, das Hunger meldet. Und eben das wird zu viel produziert, wenn wir schlecht schlafen. So wird besonders bei Kindern vermutet, dass zu wenig Schlaf Übergewicht verursacht. Neuere Diätrichtlinien setzen genau hier an und empfehlen zum besseren Abnehmen auch einen guten und gesunden Schlaf.

Nicht ausreichender Schlaf schwächt zudem das Immunsystem. Vermutlich kann Schlafmangel auch zu erhöhtem Blutdruck führen und sogar die Schmerzempfindlichkeit bei chronischen Schmerzen wie Fibromyalgie und Arthritis verstärken.

Insbesondere leidet aber unsere Lebensqualität unter dauernden Schlafstörungen. Chronischer Schlafmangel ist inzwischen zum Hauptrisikofaktor für nahezu alle stressabhängigen Erkrankungen geworden. Ausreichend erholsamer Schlaf ist für Körper und Psyche unabdingbar.

Kurzzeitige Folgen von Schlafmangel:

- Stimmungsschwankungen

- Müdigkeit

- Gereiztheit

- Störungen des Kurzzeitgedächtnisses

- Gestörte Selbstorganisation

- Probleme in der Konzentration

Langzeitige Folgen von Schlafstörungen:

- Übergewicht

- Frühzeitige Alterung

- Verstärkte Infektanfälligkeit

- Risiko für Herzerkrankungen

- Chronische Müdigkeit

Weil Schlafstörungen und Stress eng beieinanderliegen, haben Kliniken eine ganze Reihe von Empfehlungen und Tipps für einen guten, gesunden Schlaf erarbeitet. Diese Regeln und Möglichkeiten können zu Hause ganz toll angewendet werden.

Strukturieren Sie Schlaf- und Wachphasen

Eine Grundregel lautet, dass man erst dann zu Bett gehen soll, wenn man wirklich müde ist und nicht aus Langeweile oder weil es gerade so auf dem Plan steht. Ziel muss es irgendwann schon werden, auch regelmäßig immer zu einer bestimmten Zeit zu Bett zu gehen. So lange das noch nicht in Ihren Rhythmus eingekehrt ist, legen Sie sich erst dann ins Bett, wenn Sie das Gefühl haben, wirklich müde zu sein. Deshalb sollten Sie immer auf Ihren Körper achten. Verpassen Sie nicht Ihren Müdigkeitspunkt, nur weil es gerade so gemütlich ist oder Sie sich angeregt unterhalten oder Sie noch etwas essen, beziehungsweise den Rest der Weinflasche austrinken wollen. Denn häufig kann man danach dann nur schwerer einschlafen.

Wenn Sie also zum Beispiel schon innerlich gähnen, während Ihre Gesellschaft noch angeregt feiert, dann seien Sie sich nicht zu vornehm zu sagen: „Ich bin jetzt müde und muss unbedingt ins Bett." Komplimentieren Sie nicht unbedingt Ihre Gäste hinaus. Vielleicht ist Ihr Partner ja noch fit oder lassen Sie Ihre Gäste ruhig noch weiter plaudern und ihre Gläser leeren. Gehen Sie aber unbedingt ins Bett. Werfen Sie „gesellschaftliche Zwänge" über Bord. Wenn Sie müde sind, nehmen Sie keine Rücksicht auf andere. Denn Ihr Körper fordert jetzt Schlaf und nicht, wenn Sie schon wieder „über den Berg sind".

Tipp: Ab 20 Uhr gehen Sie einfach in den Freizeit-Modus, keine Akten mehr aus dem Büro, kein aufregender Krimi im Fernsehen. Sie müssen es schaffen, bequem auf der Couch zu sitzen, angenehme Musik zu hören, vielleicht noch ein tolles Gespräch zu führen, mit den Kindern eine Gute-Nacht-Geschichte zu lesen – nichts mehr. Fangen Sie schon am Nachmittag im Büro damit an, keinen Kaffee mehr zu trinken. Vor dem Einschlafen können Sie ein Glas heiße Milch mit Honig trinken.

Strukturieren Sie Ihren Tag. Ohne Struktur starten Sie chaotisch. Legen Sie klare Zeiten fest und machen Sie sich realistische Ziele. Meist ist es doch so, dass wir uns zu viel vornehmen – und daran dann scheitern, frustriert sind und kein gutes Gefühl haben. Überfordern Sie sich nicht ständig selbst. Step by step ist die Zauberformel. Am besten ist es, in seinen Terminplan auch solche Zeiten ruhig einzutragen und festzuzurren, die der Erholung dienen, wie etwa „Mit den Kindern spielen", den Hund ausführen", „Waldspaziergang" – aber auch klare Strukturen für den Job wie „Emails bearbeiten", Meetings" und so weiter. Ohne Strukturen haben Sie Stress. Sie müssen Ihre Zeit richtig planen, denn der natürliche Feind Ihres Zeitmanagements ist Spontanität. Sie finden immer etwas, was gerade spannender sein könnte als Ihren Arbeitszettel abzuarbeiten.

Das betrifft nicht nur Ihren Job, sondern auch Ihren privaten Bereich, Ihren Haushalt. Dabei kommt es nicht nur auf die Alltagsplanung an, Sie müssen Wochen und Monate im Voraus planen, ja Sie sollten sich sogar aufs Jahr gerechnet über Ihre Wünsche und auch Pflichten im Klaren sein. Die Starre solcher Pläne ist vor allem etwas für Menschen, die kein so gutes

Zeitmanagement haben. Sind Sie darin schon routinierter, dürfen Sie das starre Korsett auch mal lockern.

Verteilen Sie Lasten. Wächst Ihnen was über den Kopf? Dann wird es höchste Zeit, daran etwas zu ändern. Wo können Sie Lasten/Aufgaben verteilen? Manchmal müssen Sie auch eine Reinigungskraft engagieren oder bezahlen. Schöpfen Sie alle staatlichen Hilfen aus. Denken Sie auch an Ihre eigene Überlastung, schaffen Sie sich Freiraum für eigene Entspannung.

Im Job oder als Freiberufler heißt das Zauberwort Outsourcing, also Aufgaben auslagern und delegieren. Sie müssen nicht alles selbst machen. Haben Sie Vertrauen in Fachleute, selbst wenn es Geld kostet, aber in Ihre eigene Gesundheit können Sie ruhig mal etwas investieren.

Work-Life-Balance. Sie müssen ein Gleichgewicht zwischen Privatem und Job finden. Dabei ist nicht unbedingt nur die Arbeit mit Stress belastet, auch das Privatleben kann der Stressor schlechthin sein. Dann erholen sich quasi solche Menschen im Beruf. Ganz entscheidend aber ist der Grad der Selbstbestimmung, inwieweit Sie nämlich im Job oder im Privaten die Zügel noch in der Hand haben. Nur so finden Sie Ihr eigenes Gleichgewicht zwischen Beidem.

Stresskiller Zeit-Management. Viel Stress entsteht dadurch, dass andere uns die Zeit rauben. Es kann auch eine schlechte Arbeits-Organisation sein und eine unausgewogene Balance zwischen Privatem und Beruflichem. Ein paar Tipps dazu: Planen Sie Ihren nächsten Urlaub weit im Voraus. Denn selbst im größten Chaos am Abreisetag haben Sie etwas, auf das Sie sich freuen können, unbewusst oder bewusst. Gute und rechtzeitige Planung ist ein echter Stresskiller.

Was halten Sie von einem elektronikfreien Tag? Mal ganz ohne Smartphone, Laptop, Computer und Fernsehen. Die moderne Technik ist Fluch und Segen zugleich. Sie erleichtert uns vieles, macht uns aber zum Knecht und Gejagten. Wir sind ständig verfügbar und kommen nicht zur Ruhe. Immer klingelt irgendwo etwas. Wir sind süchtig und abhängig geworden. Nehmen Sie mal bewusst einen Tag ohne Handy und Laptop wahr – das geht! Schalten Sie sich mal gezielt für 24 Stunden aus der reizüberfluteten stressigen Welt ab.

Werfen Sie einfach etwas weg. Damit setzen Sie ein Zeichen gegen den Sammelwahn. Wir können uns ja gar nicht mehr von nichts trennen und häufen so viel unnützes Zeug an, das uns nur Stress macht. Entrümpeln Sie Ihren Kram, der nur Platz raubt. Werfen Sie regelmäßig Überflüssiges weg. Prüfen Sie kritisch, was Sie schon lange nicht mehr benutzt oder angezogen haben. Sie ersticken doch in Ihrer Papierflut – haben Sie schon mal daran gedacht, sich einen Scanner zu kaufen und alle Dokumente einfach digital zu erfassen? Sie sparen eine Menge Platz und Zeit, denn die Papierberge liegen Ihnen doch nur schwer auf der Seele. Behalten Sie nur wichtige Dokumente wie Versicherungspolicen im Original, alles andere in den Müll.

Mit einem Gesundheitscheck bauen Sie Stress ab, nämlich den vor möglichen Befürchtungen um Krankheiten. Beugen Sie Sorgen vor, auch solchen, die wirklich bestehen können. Mit einem Check, wissen Sie, wo Sie stehen und können auch entdeckten Schwachstellen gezielt nachgehen.

Über Sex haben wir schon gesprochen, Tatsache: Guter Sex macht entspannter und glücklicher. Umgekehrt kann Sex aber auch zum Stressfaktor werden, wenn unerfüllte Wünsche das Problem sind. Sprechen Sie darüber, wenn Sie beim Sex Ängste und Sorgen haben – etwa Ihren Partner/Ihre Partnerin nicht ausreichend befriedigen zu können oder selbst allzu hohe Erwartungshaltungen zu haben. Lassen Sie sich um Gottes Willen nicht auf ungewollten Sex nur für den anderen ein. Das macht Sie unglücklich und stresst Sie nur, Stichwort „Vorgetäuschter Orgasmus".

Reden, reden und nochmals reden – selbst wenn der Partner/ die Partnerin darüber nicht glücklich sein wird. Aber das Thema muss auf den Tisch. „Ich mache es doch nur für dich" ist ein schlechter Ratgeber und hoher Sex-Stressfaktor. Wussten Sie übrigens, dass allein schon Kuscheln und Küsse stressmindernde Substanzen im Blut freisetzen?

Sie sollten nicht zu viel auf den nächsten Tag verschieben. „Morgen ist auch noch ein Tag" oder „Das kann auch morgen noch erledigen" sind schlechte Ratgeber, denn sie bauen mehr Stress auf. Denn wenn gestern zu Erledigendes auf das Arbeitspensum des nächsten Tages noch obendrauf kommt, dann wird es automatisch stressig. Beispiel: Es gibt feste Aufgaben, die es zu erledigen gilt. Wenn Sie abwarten, knallt es irgendwann, die Autoinspektion, der Zahnarzt, der Friseur, die Rechnung, die defekte Waschmaschine und so weiter.

Planen Sie besser und lassen Sie Druck erst gar nicht aufkommen. Im Zeitalter von gehetztem Multitasking ist es umso wichtiger, sich mal auf eine Sache ganz zu konzentrieren. Was halten Sie davon, sich mal einen Film von vorne bis hinten (möglichst ohne Werbeunterbrechungen) ganz anzuschauen, und dass möglichst im Kino, wo Sie nicht von Telefon und anderen Reizen ständig abgelenkt werden?

Schließen Sie mal Ihre Augen und lächeln einfach. Wir entspannen automatisch mit geschlossenen Augen. Denn zumindest sind die optischen Reize für einen Moment ausgeblendet. Allein das ist schon ein Stresskiller. Kommt das Lächeln hinzu, schüttet unser Körper verstärkt Serotonin aus – Folge: ein sanftes, nachhaltiges Glücksgefühl.

Lachen und Musik sind ja sowieso wahre Selbst-Heilungskräfte. Summen Sie nur eine Melodie, und schon fühlen Sie sich besser. Gesang macht glücklich und gesund. Er ist nicht umsonst fester Bestand in der Therapie stressgeplagter Menschen.

In der Ruhe liegt bekanntlich die Kraft – und was vermittelt uns Ruhe? Richtig: ein See, die Berge, ein leuchtender Sternenhimmel, eine Waldlichtung. Skifahrer kennen und genießen das besonders, wenn sie morgens früh unter den

Ersten auf dem Gipfel sind. Auf einem Berg zu stehen und die Ruhe zu spüren, ist unbeschreiblich. Die Mächtigkeit der Bergwelt ist schon imposant genug, dann aber auch noch die Stille auf sich wirken zu lassen, ist Entspannung pur. Wo hat man das sonst noch in seinem stressigen Arbeitstag? Gehen Sie bewusst an solche Plätze, wo Sie mal Ruhe vom Alltag verspüren. Haben Sie schon mal die Milchstraße am klaren Himmel bewusst gesehen? Das ist ein so beeindruckendes, mächtiges und gleichzeitig auch beruhigendes Gefühl.

Die beruhigende Wirkung von Kochen und Backen ist allseits bekannt. Es ist eine perfekte Beschäftigung, um Stress abzubauen. Die Arbeit überfordert uns keineswegs. Zum Beispiel hat das Gemüseschneiden eine beruhigende Wirkung. Kochen Sie entweder gemeinsam mit Ihrem Partner oder laden Sie Freunde und Verwandte ein, Sie können auch Koch-Partys organisieren.

Schalten Sie Ihr Pflichtbewusstsein öfter mal ab. Wir selbst sind doch unser eigener größter Stressor, weil wir immer meinen, dies und das tun zu müssen oder für den und den da zu sein, eben immer für andere und anderes zu funktionieren – falsch! Wo bleiben eigentlich unsere eigenen Bedürfnisse? Eben, auf der Strecke! Nehmen Sie sich mehr Zeit für sich selbst, lesen Sie ein Buch oder gehen Sie in den Park – ganz für sich allein. Also reduzieren Sie Ihre Pflichten.

Nehmen Sie auch Ihren Atem mal wahr. Wie atmen Sie eigentlich ständig? Abgehetzt, kurzatmig, schnell, gar nicht tief und bewusst. Holen Sie mal wieder tief Luft, füllen Sie Ihre Lungen, atmen Sie in den Bauch hinein, spüren Sie, wie mit einem tiefen Zug Wärme in Ihren Körper kommt und Sie sich wohlig fühlen. In Stresssituationen sollten Sie erst einmal tief durchatmen, bevor Sie wieder unter die Decke gehen. Das baut Stress ab.

Wer viel fliegt, kann ein Lied davon singen, welchen Belastungen er dabei ausgesetzt ist. Zwar sind Vielflieger mit der Zeit routiniert und finden ihre eigenen Techniken, sich zu entspannen. Hier ein paar Tipps und Tricks: Aber oft ist man dabei ja auch von seinen „lieben" Sitznachbarn abhängig. Unaufgeregte stressfreie Flugerlebnisse haben Sie jedenfalls, wenn Sie jeden Flug gut vorbereiten. Das Horror-Szenario schlechthin: Sie werden schon per Lautsprecher aufgerufen, zum Check-In zu kommen, weil der Flieger gleich abhebt, und dann marschieren Sie durch die besetzten Sitzreihen, den bösen Blicken Ihrer Mitreisenden ausgesetzt „Immer wieder dieselben, die uns am pünktlichen Abflug hindern!" Planen Sie genug Zeit ein, bevor Sie ins Flugzeug hetzen müssen.

Faustregel: Langstrecke zwei Stunden vorher, Kurzstrecke eine Stunde vorher an den Schalter zum Einchecken anstellen. Zur Sicherheitskontrolle gilt: Laptops auspacken und in die Plastikschale aufs Band legen, Gürtel abschnallen, Handys, Bordkarte samt Pass, Geldbörse, Schlüssel und alle anderen metallenen Teile sowie die versiegelte Tüte mit Flüssigkeiten durchs Röntgengerät schicken – sonst dauert es und Sie machen sich unnütz Stress. Das kann man alles locker vorbereiten. Keine Angst, Sie bekommen Ihren Sitzplatz. Machen Sie sich also keinen Stress, indem Sie sich 15 oder 30 Minuten vor dem Einchecken bereits am Schalter anstellen, es sei denn, Sie haben einen Schwerbehindertenausweis und dürfen zuerst an Bord. Jeder hat seinen Sitzplatz, die Airlines verkaufen nicht mehr, als sie haben. Sie kriegen Ihren Platz. Übrigens: Sie können bei den meisten Gesellschaften schon vorher online einchecken und sich einen Platz aussuchen. Sie sollten allerdings wissen, wo die besten sind, damit es auch im Flieger selbst stressfrei bleibt. Wer in der Business-Class fliegt, kann sowieso ganz entspannt sein.

Aber in der Economy-Class sollten Sie auf der Langstrecke einen Gangplatz wählen, weil Sie da einen Arm zum Gang hin „ausfahren" können und ein Bein mal wegstrecken können. Sind Sie zwischen zwei Personen eingeklemmt, können Sie nur hoffen, neben einer schmalen Person zu sitzen. Auf der Kurzstrecke empfiehlt sich ein Fensterplatz; da können Sie in die Wölbung des Flugzeugs ausweichen es sich etwas bequemer machen. Seien Sie rücksichtsvoll und lassen Sie Familien mit

Kindern sowie Ältere vor, denn das lange Stehen sowieso schon schwierig genug fällt. Sind Sie ganz schlecht zu Fuß oder gar schwerbehindert, können Sie sogar einen Rollstuhl vorbestellen – notfalls bis in den Flieger und auch bei Zwischenaufenthalten.

Manche Flughäfen haben sogar extra Räume für Familien mit Kindern, Ältere und Schwerbehinderte. Hier können Sie sich ausruhen, einen Kaffee trinken und werden vom Personal beim Einchecken zum Einstieg gebracht. Stressen Sie sich nicht damit, immer und überall der Erste sein zu wollen. Mittlerweile verkaufen Fluggesellschaften besonders bequeme Sitze in der ersten Reihe oder an Notausgängen oder mit größerer Beinfreiheit für einen bestimmten Aufschlag. Fragen Sie gezielt nach oder lassen das durch Ihr Reisebüro erledigen. Aber für einen Platz am Notausgang müssen Sie auch körperlich fit sein. Denn man erwartet von Ihnen im Notfall, dass Sie anderen Passagieren raushelfen. Sie können also nicht im Rollstuhl vorfahren und einen Platz am Notausgang fordern! Manches kann man sich auch selbst vereinfachen, so zum Beispiel, indem Sie ein bestimmtes Essen (fettarm, Diabetiker-Menü) vorbestellen. Solche Spezialwünsche werden zuerst ausgeliefert.

Alles Unnütze ins Handgepäck oder besser noch in den Koffer. Machen Sie sich die Reise so stressfrei wie eben möglich. Wie sieht es denn oft in der Praxis aus? Wir sind voll bepackt mit Handgepäck, einen Laptop über die Schulter, einen Rucksack, einen Trolley, eine dicke Jacke und vieles mehr. Brauchen Sie den Laptop wirklich? Misten Sie aus. Entspannung, nicht Stress sollte im Vordergrund stehen. Planen Sie Ihren Flug stressfrei. Deshalb fängt der Flug schon beim Packen an. Im Flieger legen Sie sich genau die Sachen zurecht, die Sie während des Flugs brauchen, etwa Tabletten oder auch einen Kugelschreiber und Pass, wenn Sie eine Einreisekarte ausfüllen müssen. Ob Kuschelkissen oder Lieblingsbuch, Augentropfen oder Papiertaschentücher – denken Sie nach und planen Sie. Stressig wird es nämlich, wenn Sie zigmal wieder an Ihr Handgepäck in der Ablage müssen. Nehmen Sie wirklich nur das Notwendigste mit, alles andere verursacht nur Stress.

Zur Not geben Sie noch einen zweiten Koffer auf und bezahlen den extra. Die richtige Kleidung ist ganz wichtig. Flugzeuge sind in der Regel kalt, weil die Klimaanlage nur schwer zu kontrollieren ist. Deshalb werden Decken ausgegeben, weil die Gesellschaften es lieber etwas kälter halten als zu warm. Zu viel Wärme kann nämlich zu Kreislauf-Zusammenbrüchen führend. Ziehen Sie sich doch einfach nach dem guten alten Zwiebelprinzip an – entblättern können Sie sich immer noch. Ein großer Schal ist immer praktisch. Alles, was Sie dann nicht brauchen, kann wieder in die Ablage oder unter den Sitz. Die Luft im Flugzeug ist trocken, trinken Sie also vorher und während des Flugs genug – am besten Wasser und keinen Alkohol. Denn der trocknet Sie zusätzlich aus. Trinken Sie zu wenig, besteht die Gefahr eines Kreislaufkollapses. Man unterschätzt leicht die trockene Luft im Flieger. An den meisten Flughäfen wird Trinkwasser angeboten. Müssen Sie beispielsweise zu bestimmten Zeiten Tabletten einnehmen, bringt Ihnen die Stewardess sicher ein Glas Wasser auch außer der Reihe. Selbst wenn der Service schon erledigt ist, können Sie jederzeit in der Bordküche zusätzliches Wasser und andere Getränke bekommen.

Tipp: Nehmen Sie sich auf den Flug eine leere Plastikflasche mit, die Sie vor dem Einstieg mit Leitungs- oder Trinkwasser füllen. Ganz wichtig ist ausreichendes Trinken an Bord. Und aufgrund der trockenen Luft kann auch Ihre Haut spröde werden, im Gesicht, an den Händen. Oft haben Fluggesellschaften Hand- und Gesichtscreme auf den Toiletten. Wenn nicht, können Sie auch mal die Flugbegleiter fragen, die greifen dann schon mal ins private Täschchen. Alkohol an Bord ist ein besonderes Thema, kombinieren Sie ihn auf jeden Fall nicht mit Schlaftabletten. Man muss sich das immer so vorstellen. In der Luft ist die Wirkung erhöht. Wer am Boden viel verträgt, wird unter Umständen über den Wolken zum Notfallpatienten.

Und noch eins: Flugangst überkommt so manchen, und da hilft Alkohol gar nicht. Sich Mut antrinken ist kein guter Ratgeber. Trinken Sie immer auch so viel Wasser, wie Sie an Alkohol zu sich nehmen – also zu einem Glas Rotwein gehört die gleiche Menge Wasser oder Sprudel. Nehmen Sie an Bord auch Ihre Gesundheit ernst. Wer Allergie-Probleme mit bestimmten Speisen hat, kann das durch Vorbestellen (24 Stunden vorher!) anderer Speisen umschiffen. Halten Sie ein Kaugummi für Start und Landung bereit, damit der Druck auf Ihre Ohren durch Kauen oder Schlucken ausgeglichen werden kann. Bei Langstreckenflügen sollten Sie sich bewegen, stehen Sie öfter mal auf oder trainieren Sie spezielle Übungen im Sitzen, bewegen Beine und Füße. Gefährlich sind Thrombosen in den Beinen. Man kann auch Thrombose-Spritzen vorsorglich in den Bauch geben, die auch im

Krankenhaus bei langen Liegezeiten verabreicht werden. Haben Sie andere chronische Krankheiten? Denken Sie immer daran, hoch über den Wolken werden noch verstärkt. Jetlag ist ein hoher Stressfaktor. Nicht selten sind Zeitunterschiede von sechs, sieben Stunden und mehr auszugleichen. Am besten ist es, schon im Flieger die Uhr umzustellen. Schlafen Sie nicht sofort nach dem Flug, sondern versuchen Sie sich gleich der Ortszeit wieder anzupassen. Nicht vor 21 Uhr ins Bett, viel frische Luft und Tageslicht tanken – das hilft gegen den Jetlag-Stress.

Schlaftabletten verstärken den Stress nur noch. Bleiben Sie auf Flügen in den Westen wach und schlafen Sie auf Flügen in den Osten. Seien Sie nett zu Ihren Nachbarn, am besten stellen Sie sich kurz vor und schaffen so ein angenehmes Umfeld. Sie müssen ihn ja nur für fünf oder zehn Stunden ertragen, dann sehen Sie ihn nie wieder. Schnarcht Ihr Nachbar auf Ihrer Schulter ein, dann schieben Sie ihn behutsam beiseite. Gibt es Streit um die Armlehne, sprechen Sie darüber, aber kämpfen Sie nicht gleich. Zur Not hilft die Stewardess dezent.

Jeder hat das Recht, seine Rückenlehne zurückzuklappen, außer bei Start und Landung, auch beim Essen sollten Sie wieder nach vorne rücken, weil dem Hintermann sonst der Kaffee über die Kleidung laufen könnte. Seien Sie grundsätzlich während des Essens etwas vorsichtiger. Es ist alles eng und Essen könnte leicht herunterfallen. Nachts wollen die meisten Passagiere gerne schlafen, respektieren Sie das und führen weder angeregte Gespräche noch zocken Sie laute Computerspiele. Auch das Lesen bei eingeschalteter Lampe könnte Ihren Nachbarn stören. Fliegen Sie möglichst stressfrei. Akzeptieren Sie, dass die Fensterläden nachts heruntergezogen werden. Dazu gehört es auch, alle elektronischen Geräte bei Start und Landung wirklich auszuschalten. Riskieren Sie nicht die Sicherheit aller. Ein Schlüsselwort ist wie bei so vielen Situationen im Flieger ganz besonders „Respekt" – gegenüber Gästen und Personal. Mit dem Bezahlen des Tickets haben Sie keinen Anteil an der Airline gekauft, Sie sind also kein Eigner und Sie haben sich nicht das Recht erkauft, rüpelhaft aufzutreten. Vielleicht haben Sie sogar weniger für Ihr Ticket bezahlt als andere Mitreisende. Auch wenn Sie sich über den hohen Preis ärgern: Treten Sie Ihren Flug stressfrei und relaxt an – es ist ja nur für ein paar Stunden.

Gewinnen Sie innere Stärke - jeden Tag. Dabei hilft Ihnen der so genannte Drei-Minuten-Body Scan gegen Stress, wieder zur Ruhe zu kommen und achtsam sich selbst besser wahrzunehmen – so geht's: Setzen oder stellen Sie sich aufrecht hin und gehen Sie mit Ihrem Bewusstsein durch den ganzen Körper, von den Füßen bis zum Scheitel. In der ersten Minute spüren Sie Ihre Sohlen und den Boden unter sich. Wie fühlen sich Ihre Zehen an, sind sie locker oder eingerollt zu Krallenfüßen? Wandern Sie mit Ihrem Bewusstsein über Unterschenkel (Schienbein und Wade) und Oberschenkel in die Hüft- und Gesäßregion. Wie fühlt sich die Muskulatur hier an, ist sie locker oder verkrampft, leicht oder eher schwer? In der zweiten Minute spüren Sie Ihren Rücken, Bauch und Brustkorb, Nehmen Sie Ihre Atembewegungen aufmerksam wahr. Sind Ihre Schultern locker oder verspannt? In der dritten Minute fühlen Sie Ihren Nacken und Kopf, einschließlich Gesicht.

Ist Ihr Kiefer zusammengepresst oder locker und entspannt? Ist Ihre Stirn gerunzelt oder glatt? Spüren Sie Spannung, Schmerzen, Leichtigkeit, Schwere, Kälte, Wärme, angenehme oder unangenehme Gefühle irgendwo anders im Körper?

Versuchen Sie alles so anzunehmen, wie Sie es im Moment erleben. Auch, wenn Sie nichts Besonderes spüren. Es kommt nicht auf das „Was" an, sondern darauf, sich selbst Aufmerksamkeit zu schenken und so annehmen zu lernen, wie man gerade ist. Warten Sie nicht erst, bis Sie am Ende Ihrer Kräfte sind, Ihre Lebensfreude verlieren und sich schließlich nur noch widerwillig durch den Tag schleppen. Sie müssen besonders gut auf sich aufpassen angesichts der vielen Belastungen, um nicht irgendwann völlig erschöpft aufgeben zu müssen.

Denken Sie daran, nicht nur gut für andere zu sorgen, sondern auch für sich selbst. Sie müssen dafür nicht Ihr ganzes Leben umkrempeln. Konzentrieren Sie sich auf das Machbare. Dazu stellen Sie sich bitte zunächst zwei Fragen: Was soll in meinem Leben weniger werden? Alles, was Sie belastet, gehört dazu, was Ihnen im Grunde zuwider ist, was Ihnen schlechte Laune bereitet und was unnötige Kraft und Mühe kostet. Dann fragen Sie sich, was in Ihrem Leben künftig mehr werden soll. Alles, was Ihnen guttut, sollte Ihnen hier einfallen, was Sie fröhlich stimmt oder begeistert, was Sie stärkt und vor allem neue Kraft gibt.

Es soll natürlich nicht nur bei den guten Vorsätzen bleiben. Leiten Sie daher erste konkrete Schritte ein, die Ihnen helfen, sorgsamer mit sich selbst umzugehen. Dazu gibt es viele Möglichkeiten, vor allem aber: Seien Sie gut zu sich selbst, das entspannt. Genügend Schlaf, Aufgaben delegieren, Ballast abwerfen – Sie müssen nicht jede freie Minute durchplanen und nutzen.

Pflegen Sie Rituale, die Ihnen guttun. Legen Sie eine Teepause ein, nachdem Sie zum Beispiel das Haus geputzt haben oder von der Arbeit gekommen sind. Reden Sie mit Ihrer besten Freundin/Ihrem Freund, nehmen Sie entspannendes Bad am Abend. Dazu wählen Sie für dieses Ritual ein kleines Symbol aus, das Sie damit innerlich verbinden. Tagsüber schauen Sie immer mal wieder darauf – sagen Sie sich innerlich: „Ja, ich sorge für mich!" Eine solche Übung beeinflusst Ihre innere Haltung zunehmend positiv.

Halten Sie öfter mal inne und fragen Sie sich: Was geschieht gerade? Was höre ich? Was sehe und spüre ich? Die sinnliche Wahrnehmung des Moments killt den Stress. Es ist, wie es ist.

Nicht zuletzt gibt es auch wirksame medizinische Methoden oder Arzneien, Stress zu bekämpfen: Hypnose, Akupunktur, Tiefenentspannung, Homöopathie, Naturheilverfahren, pflanzliche Produkte. Alle haben eins gemeinsam: Sie lindern nur die Symptome, helfen schnell und unterdrücken die Beschwerden. Sie lösen aber nicht die Ursachen für den Stress. Man kann sich mit einigen Methoden aber widerstandsfähiger gegenüber Stress machen.

Es gibt psychotherapeutische Verfahren (Tiefenpsychologie), die einen ganzen Menschen umkrempeln, um an die wahre Ursache zu kommen. Das sind aber langwierige Prozesse, die vor allem die Kindheitsgeschichte und Entwicklung eines Patienten aufzubereiten. Manchmal braucht man diese Erkenntnisse, um jemanden erst wirksam heilen zu können, ihn vom Stress mit sich selbst und seiner Vergangenheit zu befreien.

Dann geht es im Wesentlichen auch darum, künftig besser mit Stress umzugehen. Denn mancher Stress ist wie das Wetter: Wir können Sturm und Regen nicht aus dem Weg gehen, aber wir können lernen, damit besser umzugehen, indem wir uns schützen und einen Friesennerz anlegen. Arrangieren Sie sich mit den Widrigkeiten, anstatt sich ständig darüber aufzuregen und sich Stress zu machen.

Denken Sie um: Inaktiv zu sein wird als moralisch verwerflich angesehen, man bekommt ein schlechtes Gewissen, Pausen und Wartezeiten für sich selbst und sein seelisches Wohlbefinden zu nutzen. Nutzen Sie Pausen und Wartezeiten, lesen Sie die Zeitung oder ein Buch, stricken Sie, beobachten Sie Menschen, denken Sie an den nächsten Urlaub, hören Sie entspannende Musik und laden Ihre Batterie wieder auf. Das tut Ihnen gut.

Bleiben Sie selbstbestimmt. Denn Stress kommt immer dann auf, wenn Sie keine Kontrolle mehr darüber haben, was Ihnen widerfährt. Wie sollen Sie damit überhaupt umgehen? Je mehr Sie das Gefühl haben, Opfer zu sein und nicht Täter, umso belastender erleben Sie Anforderungen, umso mehr fühlen Sie sich gestresst. Wie aber schafft man das, sich selbstbestimmt zu fühlen? Haben Sie vielleicht allzu perfektionistische Anforderungen an sich selbst? Schrauben Sie die mal herunter. Öfter mal Anforderungen an sich ablehnen, auch im Privaten, Luft zwischen Terminen einplanen, um nicht abgehetzt zu sein.

Auch Ihre Einstellung gegenüber Pausen und Verspätungen spielt eine wichtige Rolle bei negativem Stress, weil es ein negatives Gefühl hervorruft, wenn Sie Ihre Einstellung dazu nicht ändern. Gehen Sie einfach lockerer damit um. Sie müssen nicht ständig aktiv und produktiv sein. Das erzeugt nur innere Unruhe und ein schlechtes Gewissen. Ihre freie Zeit muss nicht bis zur letzten Sekunde ausgefüllt und verplant sein, Sie dürfen sich Muße und Nichtstun leisten. Denken Sie endlich um, sonst wird es ein stressiger Dauerzustand. Eine kleine unproduktive Pause – und sei es nur der Blick aus dem Fenster – reicht schon, um vom momentanen Stress loszulassen und sich danach viel entspannter zu fühlen.

Unser Unterbewusstsein spielt eine große Rolle dabei, ob wir etwas als Stress empfinden oder gelassener sind. So wie man auch negative Gedanken in positive umpolen kann (Autosuggestion), so kann Hypnose oder die so genannte Hypnotherapie. Sie ist die älteste Behandlungsmethode auch gegen psychischen Stress. Die Technik sorgt für einen veränderten Bewusstseinszustand (Trance), dadurch erreicht man körperliche und psychische Veränderungen. Hypnose verändert die Wahrnehmung – beispielsweise von negativem Stress. Die Kraft des Unterbewusstseins wird genutzt, um tief verankerte Verhaltensmuster zu lösen (wie bei Hunden den

Instinkt quasi auszutricksen). Wir tun ja viele Dinge einfach nur automatisch, weil sie in uns so verankert sind.

Diese Verankerung zu lösen und umzuleiten beispielsweise in ein entspanntes, stressfreies Verhalten, dazu dient die Hypnotherapie. Man entspannt und denkt danach nicht mehr an eine tiefgründige Überprüfung oder Analyse der Dinge. Allerdings muss ein Patient auch davon innerlich überzeugt sein, etwas verändern zu wollen – sonst hilft auch eine Hypnose nicht.

Fernöstliche Entspannungstechniken (deren Anwendung mittlerweile vielfach von den Krankenkassen bezahlt werden) wie Yoga (philosophische Lehre mit indischen Wurzeln) mit vielen geistigen und körperlichen Übungen, Tai-Chi, eigentlich eine Kampfkunst aus dem alten chinesischen Kaiserreich (Entspannung durch Bewegung, gerade Körperhaltung), Qigong als traditionelle chinesische Meditations- und Bewegungsform (Entspannung durch Bewegung) haben neben einer stressreduzierenden Wirkung auch positiven Einfluss auf körperliche Beschwerden: Sie senken den Blutdruck, bringen unseren Kreislauf in Schwung, reduzieren Blutfette, mindern Diabetes und Rückenschmerzen sowie vieles mehr.

Wer eher auf Naturheilverfahren schwört, kann beispielsweise eine Anti-Stress-Kur machen

Die Kraft der Pflanzen ist hervorragend für Stressabbau geeignet, denn aus Blüten, Blättern, Stängeln und Wurzel können wirksame Naturheilmittel gewonnen werden. Wir alle kennen Hopfen, Baldrian, Melisse oder Lavendel, um nur wenige zu nennen. Bei Stress hilft vor allem die Passionsblume, denn sie hat eine beruhigende Wirkung bei nervösen Unruhe- und Angstzuständen. Ein Teeaufguss mit Passionsblumenkraut, am Abend getrunken, bringt Sie gut und tief in den Schlaf. Melisse kann als Badezusatz beruhigend wirken, aber auch ihre Extrakte in Tabletten oder Kapseln bauen Stress ab. Die generell sehr beliebte Heilpflanze löst sogar Krämpfe. Baldrian ist ein wahrer Tausendsassa unter den Heilkräutern: gegen Stress, gegen Ängste, für guten Schlaf, Muskelentspannung, gegen Gereiztheit, innere Unruhe und Nervosität.

Manchen hilft eine Aroma-Therapie, denn die ätherischen Öle verbessern unser Wohlbefinden (als Duft-Öl über Kerzen verdampft, als Riech-Fläschchen zum Inhalieren und riechen, Vorsicht: bevor Sie es als Massage-Öl verwenden, fragen Sie Ihren Arzt oder Heilpraktiker!). Allein schon die angenehmen Düfte versprühen ein wohliges Empfinden. Unser Riechempfinden wirkt direkt auf unser Gehirn ein, wo Düfte mit angenehmen Erlebnissen und Situationen in Verbindung gebracht werden. Ergo werden angenehme Düfte direkt mit schönen Momenten verbunden – und im Umkehrschluss natürlich schlechte Düfte mit schlechten Erlebnissen. Deshalb ist der gezielte Einsatz von Duftölen auch stressmindernd. Nicht umsonst versprühen Parfümerien und Drogerien Düfte in solchen Abteilungen, wo sie verkauft werden. Das regt auch die Kaufbereitschaft an.

Entspannung ist immer auch eine Kombination aus Duft, Musik und Licht oder Farbe. So werden etwa Entspannungsräume gerne orange oder gelb gestrichen, weil sie Wärme verbreiten, dazu eine meditative Entspannungs-CD sowie angenehme Düfte, dann ist man wesentlich schneller entspannt.

Noch ein Tipp: Nehmen Sie immer ein kleines Duftfläschchen mit, etwa Lavendelöl, und schnuppern daran, wenn wieder einmal Stress aufkommt. Das zeigt Wirkung! Orangenöl, Bergamotte und das Eisenkrautgewächs Verbena helfen bei stressigen Situationen und Depressionen, dazu der Duft von Rosen (Rosenöl) und das Aroma von Vanille. Neben Lavendel sind es Kamille, Majoran und Pfefferminze, die Verspannungen lösen. Über Lavendel hatten wir schon gesprochen. Es ist eine wahre Wunderpflanze. Allein schon Bilder riesiger Lavendel-Felder in Südfrankreich wirken fast so beruhigend wie ein kleiner Beutel getrockneter Blüten.

Es wirkt beim Einschlafen, auf unsere Psyche, gegen Magenbeschwerden, Blasenentzündungen, Bluthochdruck, Kreislaufbeschwerden, Fieber oder Bronchitis – der Duft von Lavendel ist vielfältig verarbeitet – in Seifen, Duschgel, Aroma-Öl, Parfüm, Tee und viel mehr. Lavendel ist vive la France, die Mittelmeer-Lebensfreude, ein Lebensstil – sich eben nicht hetzen zu lassen, sondern den Tag zu genießen. Der Duft getrockneter Blüten hält lange an, nicht umsonst werden sie in Stoffbeutel eingenäht; man kann sie neben das Kopfkissen legen oder in Kleiderschränke hängen, um den Textilien einen frischen Duft zu geben. Lavendel ist ein echter Stresskiller, denn er beruhigt.

Auch die Homöopathie kann das innere Gleichgewicht wiederherstellen und unsere Stressresistenz erhöhen. Es gibt hier eine Vielzahl von Mitteln – ob Bachblüten oder die kleinen weißen Globuli-Kügelchen. Fragen Sie hierzu einen Heilpraktiker oder Homöopathen. Diese Disziplin hat viele Pfeile im Köcher wie Chinarinde, Bärlapp, die Malakka Nuss, die Brechnuss, Stephanskörner – alle mindern Stressanfälligkeit, Ängste, Wut und Ärger. Ob Tonerde oder Ignatiusbohne, Küchenschelle oder auch nur Kochsalz, die Homöopathie setzt auf natürliche Stoffe.

Auch Duschen können entspannen. Für abends wird eine warme bis heiße Dusche empfohlen, um danach entspannt ins Bett zu gehen. Morgens bringen Sie Ihren Kreislauf so richtig in Schwung, wenn Sie erst warm duschen und dann mindestens 30 Sekunden lang die Temperatur soweit runterfahren, wie Sie es ertragen können (es sollte schon kalt werden). Dieser kalte Strahl auf Nacken, Rücken und Brust bringt Ihren Kreislauf für den Tagesstart in Schwung und fördert Ihren Stoffwechsel. Man sagt, solche warm-kalten Duschen verbrennen Kalorien, Sie nehmen also durch das Duschen sogar ab, vor allem aber sind sie frisch und fit, stressresistent. Ältere Menschen und solche mit Herz-Kreislauferkrankungen sollten jedoch zuvor Ihren Arzt fragen. Ähnlich wie die so genannten Kneipp-Anwendungen funktioniert das, wo man bis zum Knie von warmen in eiskalte Becken wechselt oder einen eiskalten

Wasserstrahl von den Zehen aufwärts bis zur Hüfte bringt. Man sollte immer mit dem kalten Wasser enden. Wenn Sie dann noch unter der Dusche singen, fördert das Ihr ganzes Wohlbefinden. Warum? Singen setzt Endorphine im Gehirn frei, sie sind unsere Verbündete beim Stressabbau. Richten Sie also unter der Dusche Ihren Körper auf, atmen tief durch und singen oder summen nur.

Viele Duschen haben sogar einen Massage-Kopf – wie Sie kennen den gar nicht? Richtig: Die meisten benutzen ihn gar nicht. Dabei kann die Dusch-Massage durch den Wirbelstrahl Stress abbauen: im Nacken, an den Schultern, Lendenwirbeln, Beinen, Füßen und Armen. Versuchen Sie es einmal.

Lösen Sie Verspannungen, denn die quälen uns ständig und führen zu Stress. Wir arbeiten heutzutage viel zu viel mit dem Computer/Laptop/Smartphone oder Tablet. Dabei ist unsere Körperhaltung alles andere als entspannt, im Gegenteil: Wir sitzen verkrampft vor unserem Arbeitsgerät und das oft stundenlang. Natürlich verspannt sich dabei unser Nacken, die Halswirbel, der Rücken, unsere Schultern. Die bereits erwähnten Entspannungs-Techniken helfen auch dabei, Verspannungen zu lösen.

Manchmal brauchen Sie dafür aber auch einen Masseur und eine Fango-Packung. Aber das sind alles nur Momentaufnahmen. Ein Masseur kann Ihr Grundproblem nicht lösen. Er ist allenfalls die Initialzündung, nach der Sie selbst weiterarbeiten müssen.

Häufig wird in solchen Fällen auch Krankengymnastik verschrieben. Prägen Sie sich die Übungen ein, die Sie dann zu Hause selbst weitermachen. Verspannung ist ein hoher Stressfaktor, den Sie unbedingt wieder entspannen müssen.

Dazu ist auch eine ergonomische Sitzhaltung beim Arbeiten – ob am Computer oder am Herd in der Küche – unbedingt nötig. Jede Krankengymnastik können Sie vergessen, wenn Sie Ihre Körperhaltung nicht ändern. Dazu gehört übrigens auch Ihr

Gang. Selbst wenn Sie einen dicken Bierbauch vor sich hertragen oder mit einem Entenhintern oder Super-Busen wackeln, gehen Sie gerade - bei jedem Schritt. Strecken Sie Ihre Wirbelsäule durch. Sie werden es sofort merken: Ihre Rückenschmerzen lassen nach und Sie sind hinterher nicht mehr verspannt. Auch am Schreibtisch Brust raus, gerade aufgerichtet. Sie müssen Ihren Arbeitsplatz Ihrem Körper anpassen, Stuhlhöhe, Bildschirmwinkel, Tastatur. Sitzen Sie gerade!

Entwickeln Sie langfristig neue Lebensstrategien! Sagen Sie sich: Ich bin nicht auf der Welt, um Erwartungen anderer zu erfüllen. Ich mache eins nach dem anderen, step by step. Ich plane Erholungsphasen genauso ein wie meine beruflichen Pflichten. Ich ziehe Grenzen. Ich setze Prioritäten. Ich lerne, wieder zu genießen. Denn Genuss vertreibt Verdruss.

Schritt 6: Liebt euch in der richtigen Stellung und helft den Spermien leichter und schneller zum Ziel zu kommen

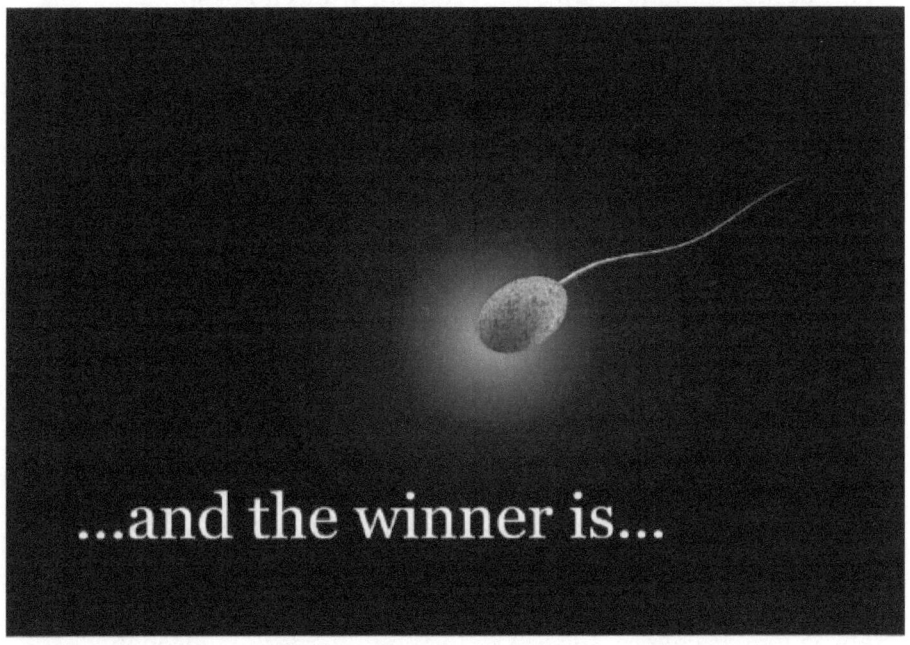

...and the winner is...

Zusätzliche Tipps, um schneller schwanger zu werden

Liebt euch in der richtigen Stellung

Die Chance auf eine Schwangerschaft ist umso höher, je tiefer der Mann in die Frau eindringen kann. Deshalb solltet ihr auf die Missionarsstellung vorübergehend verzichten und stattdessen die Hündchenstellung o. ä. bevorzugen. Welche Stellung ihr fürs Kinderzeugen bevorzugt, müsst ihr ganz für euch selbst herausfinden.

Legen Sie den Unterleib hoch

Die Chancen auf eine erfolgreiche Befruchtung können erhöht werden, wenn die Frau nach dem Geschlechtsverkehr ihren

Unterleib etwas hochlegt, damit die Spermien möglichst lange drinbleiben. Das geht ganz einfach, indem man sich einfach ein Kissen unter den Allerwertesten legt.

Verzichtet auf herkömmliche Gleitgele

Auf herkömmliche Gleitgele solltet ihr während des Geschlechtsverkehrs mit Kinderwunsch verzichten, da sich das negativ auf den pH-Wert auswirken kann. An den fruchtbaren Tagen liegt der optimale pH-Wert einer Frau zwischen 7,2 und 8,5. Herkömmliche Gleitgele sind in der Regel deutlich saurer und führen dazu, dass die Spermienbeweglichkeit eingeschränkt wird.

Wenn ihr auf ein Gleitgel nicht verzichten wollt, solltet ihr zu speziellen Kinderwunsch-Gleitgelen greifen, die auf den pH-Wert der Schleimhaut angepasst wurden.

Treiben Sie nicht zu viel Sport

.Während regelmäßiger und moderater Sport positive Auswirkungen auf die Fruchtbarkeit einer Frau hat, bewirkt exzessiver Sport genau das Gegenteil. Wenn Sie beim Sport regelrechte Höchstleistungen erwarten, wird es wahrscheinlich etwas länger dauern, bis Sie schwanger werden. Menschen, welche exzessiven Sport betreiben, leiden häufig unter Zyklusschwankungen, da zu viel Sport den Hormonhaushalt durcheinanderbringt.

Entspannungsübung

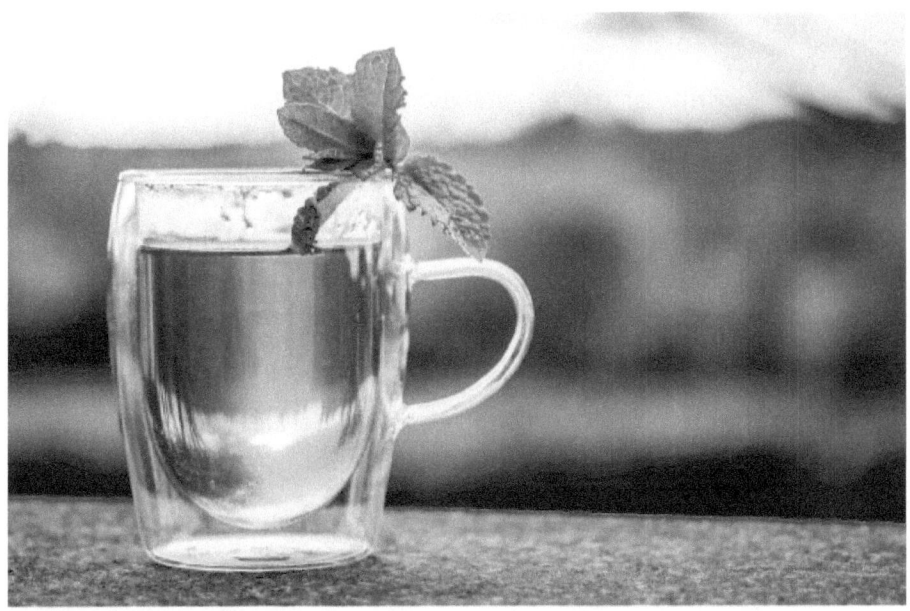

Nehmen Sie eine bequeme Haltung ein, schließen Sie die Augen und atmen ein paar Mal tief ein und wieder aus. Spüren Sie, wie Sie sich bei jedem Mal ausatmen mehr und mehr entspannen!

Während Sie nun auf Ihrem Stuhl sitzen.... Und die Musik hören.... und einer Stimme folgen, können Sie, bevor Sie in eine wirklich tiefe Entspannung gehen, nochmals Ihre Sitzposition überprüfen, indem Sie mit Ihrer Aufmerksamkeit wahrnehmen, wie Ihr Rücken Kontakt hat zur Rückenlehne Ihres Stuhls.... und Sie spüren, ob rechts und links die Wirbelsäule gleichmäßig auflastet.

Dann gehen Sie mit Ihrer Aufmerksamkeit.... zu Ihrem Gesäß und spüren das Gewicht Ihres Körpers auf der Sitzfläche.

Und auch hier können Sie spüren.... ob das Gewicht rechts und links gleichmäßig verteilt ist.

Sie gehen hinunter zu Ihren Füssen und nehmen den Kontakt zum Fußboden wahr.

Da Ihr Körper jetzt ruhig und stabil.... auf dem Stuhl ruht... Können Sie mit Ihrer Aufmerksamkeit zu Ihrem Atem gehen und spüren, wie die Luft in Ihre Nase hinein und aus der Nase wieder herausströmt.

Und jedes Mal, wenn Sie ausatmen.... entspannt sich Ihre Muskulatur mehr und mehr und die Entspannung Ihrer Muskulatur bewirkt, dass Sie tiefer und tiefer in Trance gehen. In eine Trance, die gleichzeitig sehr tief und sehr wach ist.

Und die Muskeln und Nerven in Ihrem Unterkiefer entspannen sich jetzt, lassen los.

Und auch alle Muskeln und Nerven rund um Ihren Mund entspannen sich, lassen los.

Und auch alle Muskeln und Nerven rund um Ihre Augen entspannen sich, lassen los, so dass Ihr innerer Blick ruhig und klar wird.

Und auch alle Muskeln und Nerven Ihrer Stirn und Kopfhaut entspannen sich jetzt, lassen los.

So, dass die Entspannung aus Ihrem Kopf tiefer und tiefer absinken kann, hinein in Ihren Körper.... bis hinunter zu Ihren Füssen.

Und während Sie langsam tiefer in eine angenehme körperliche

Entspannung gleiten, wird Ihr Geist gleichzeitig immer klarer und klarer. Und Sie können sicher sein, dass in Ihnen ein Schutzmechanismus wirksam ist, der automatisch dafür sorgt, dass Sie in dieser Übung nur soweit getragen werden, wie es Ihnen erlaubt ist.... und wie es Ihnen an Körper, Geist und Seele wohltut.

Es fällt Ihnen leicht, die ganze Übungsdauer hindurch, ohne abzuschweifen, Ihre Konzentration zu bewahren.

Und während Sie nun in einem angenehmen Entspannungszustand ruhen...

Drehen Sie Ihre geschlossenen Augen aus der horizontalen Sichtebene, in einem Winkel von ungefähr 20 Grad, leicht nach oben.

Die Fläche, die Sie dort mit Ihrem Geiste wahrnehmen, bildet Ihre geistige Leinwand.

Wenn Sie etwas Neues erschaffen möchten, wenn Sie Ziele und Wünsche programmieren wollen, tun Sie dies in der mentalen Dimension auf Ihrer geistigen Leinwand.

Dann kann es sich in der physischen, materiellen Dimension manifestieren.

Denn alles existiert zuerst als Vorstellung in der mentalen Dimension.

Alles muss zuerst erdacht werden, bevor es materielle Realität werden kann.

Ihre inneren Bilder streben danach, äußere Wirklichkeit zu werden.

Programmieren Sie Ihre Ziele immer so, als wären sie bereits Realität.

Programmieren Sie also immer den gewünschten Endzustand.

Programmieren Sie ein Ziel jeweils eine Woche lang jeden Tag, dann lassen Sie los.

Sie haben damit auf der geistigen Ebene die Ursache gesetzt die Materialisierung wird das Endergebnis sein.

Sie erhalten jetzt etwas Zeit, um Ihr Ziel zu programmieren.

Der Ausgleich

Genug von Pflichten und Prioritäten, widmen wir uns nun den etwas angenehmerem Dingen.

Dem wohligen Ausgleich zu den Pflichten und dem Alltagsstress. Hierbei hat jeder seinen eigenen "Knopf" der verhindert, dass uns der Kragen platzt.

Sei es die Kunst, die Musik, ein Spaziergang, Sport, ein Gespräch mit Freunden, der Gang ins Kino oder Schwimmbad, oder einfach das Abschalten und Nichtstun.

Wichtig ist hierbei, dass sich die gestresste Person vollkommen entspannen und einen freien Kopf gewinnen kann.

Für eine Erholungspause ist leider immer seltener Zeit, gerade weil der heutige Alltag häufig von Stress begleitet ist, allerdings ist es wichtig, sich diese Freizeit einzuteilen und vollends auszukosten.

Die anfallenden Arbeiten kosten viel Energie, die der Körper während einer Entspannungs- und Ruhephase neu gewinnen kann.

Vielleicht machen Sie ihre Leidenschaft sogar zum Beruf und schaffen einen, für Sie wertvollen Grundstein der Veränderung.

Vergessen sie über ihre Arbeit schnell sich selbst?

Stellen Sie sich einen Wecker, eine Eieruhr, eine Erinnerung auf ihrem Handy oder Laptop. Sie werden sehen, dass regelmäßige Pflege des eigenen Amüsements Ihrem Geist nachhaltig guttut und sie mit viel mehr Energie an Erledigungen rangehen können.

Sich Zeit für etwas nehmen, was einen selbst glücklich stimmt, ist nötig, um den eigenen Haushalt dauerhaft aufrecht und zufrieden zu erhalten.

Stehen wir ständig unter Stress und haben kaum einen Moment Ruhe für uns, reißt ein mancher Geduldsfaden vielleicht schneller.

Schritt 7: Verbannen Sie Chemie und nutzen Sie natürliche Mittel

Bestimmte Medikamente vermeiden

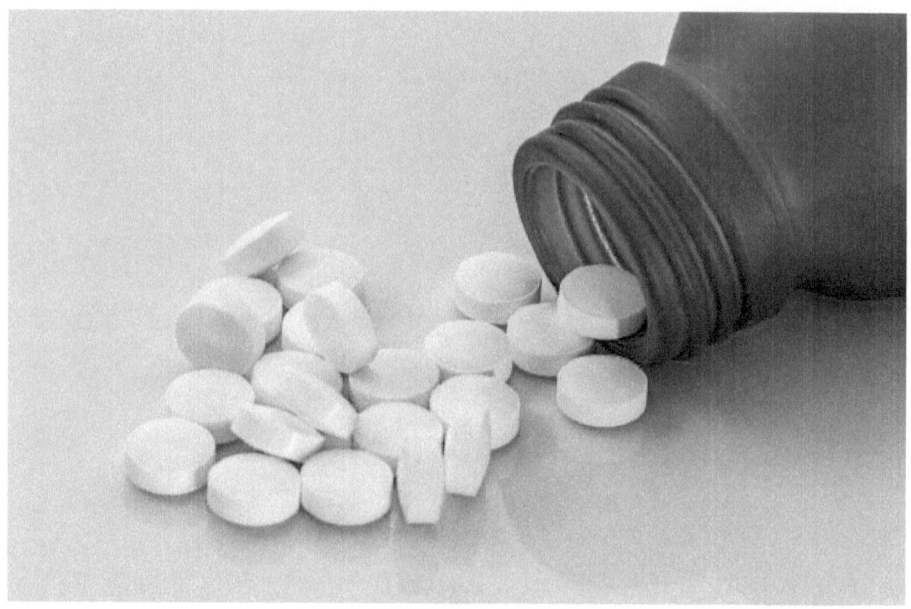

In manchen Medikamenten sind Wirkstoffe enthalten, die sich negativ auf die Qualität und Anzahl der Spermien auswirken können. Dazu zählen Anabolika (Hormone) zum Muskelaufbau, Antibiotika, Schmerzmittel wie Ibuprofen, Antidepressiva, Blutdruck- und Magen-Darm-Mittel.

Es gibt genug Alternativen zu Tabletten: hier die besten Möglichkeiten

Einführung

Ob alternative Medizin, Alternativheilkunde oder Komplementärmedizin – dies alles bezeichnet ein diagnostisches Konzept (oder vielmehr: diagnostische

Konzepte), dessen Haupteigenschaft darin besteht, dass es sich von den gängigen medizinischen Praktiken erheblich unterscheidet. Dazu gehören nicht nur bekanntere Methoden wie Akupunktur und Homöopathie, sondern auch zahlreiche verschiedene Entspannungsverfahren, Körpertherapien und Naturheilverfahren.

Eine besondere Bedeutung in der ganzheitlichen Gesundheit nehmen dabei sämtliche Produkte ein, die der Natur entspringen und aus sehr ursprünglichen Stoffen und Materialien gefertigt sind. Biolebensmittel beispielsweise nehmen einen immer höheren Stellenwert ein, genauso wie das Pflanzen von eigenen Kräutern und Heilmitteln immer mehr an Beliebtheit gewinnt. Dies ist der Bereich, der sich noch am häufigsten mit der wissenschaftlichen Medizin überschneidet und sogar oft mit ihr konform geht.

Altbewerte Hausmittel

Allgemeine natürliche Gesundheits-Tipps

1. Verbessern Sie Ihre Körperhaltung

Es ist wichtig, Ihre Wirbelsäule so gerade wie möglich zu halten, so wird die Muskulatur nicht unnötig belastet, der Energiefluss im Körper ist besser und die Nerven werden nicht beeinträchtigt.

2. Verwenden Sie Massagen, zur Schmerzlinderung

Sie sind geplagt von anhaltenden Schmerzen? Eine Massage hilft hier sehr schnell, sie hilft nicht nur die Schmerzen zu lindern, sie kann auch die Quelle der Schmerzen beseitigen und Sie fühlen sich wieder wohl.

3. Versuchen Sie es doch mal mit Akupunktur

Akupunktur ist ein wichtiger Bestandteil der natürlichen/alternativen Medizin. Diese wurde schon vor tausenden Jahren in den östlichen Ländern der Welt praktiziert. Vor fünftausend Jahren hatte man den Glauben, das durch diese Anwendung, das Leben verlängert wird. Die älteste überlieferte Praxis der Akupunktur wurde 5000 Jahren betrieben. Grundsätzlich wird die Akupunktur verwendet, um die Nerven im Körper anzuregen, mit dem Ergebnis den Körper im Allgemeinen und alle körperlichen Systeme positiv zu beeinflussen.

4. Machen Sie eine komplette körperliche Reinigung

Es gibt viele verschiedene Produkte auf dem Markt, die Ihnen helfen, Giftstoffe aus Ihrem Körper zu beseitigen, sie steigern die Effizienz und die allgemeine Gesundheit des Körpers. Bei einer kompletten Reinigung des Körpers, werden Giftstoffe und andere schädliche Stoffe aus Niere, Leber und Darm entfernt. Generell funktioniert es nach einem strengen Diätplan über mehrere Wochen. Die meisten Menschen, die dies durchführen, fühlen sich danach gesünder und haben ihr Körpergewicht reduziert.

5. Achten Sie auf Ihre Atmung

Eine gute Methode, um richtig zu atmen, ist Meditation. Durch das richtige Atmen holen Sie sich mehr Sauerstoff in Ihr Blut und das Gewebe. Beobachten Sie, wie Sie atmen. Beim ersten Mal werden Sie mit Sicherheit feststellen, dass Ihre Atmung sehr flach ist. Dies ist nicht gesund. Atmen Sie langsam tief ein und langsam wieder aus. Nehmen Sie sich täglich einige Minuten Zeit und konzentrieren Sie sich auf Ihre Atmung. Eine richtige Atmung hilft Ihnen auch in Situationen, wo Sie sehr gestresst sind – Sie kommen etwas zur Ruhe.

6. Versuchen Sie es mit Reflexzonenmassage

Fußreflexzonenmassage ist eine Technik, bei der Sie Druck auf bestimmte Teile des Körpers (hier den Fuß) geben, durch die Nervenstränge werden sie an andere Teile Ihres Körpers geschickt. Durch die richtige Anwendung kann man die Gesundheit verschiedener Organe und Körperteile beeinflussen.

7. Nehmen Sie ein Entspannungsbad

Es gibt viele Zusätze für Badewasser, besorgen Sie sich eins, welche gleichzeitig Giftstoffe aus Ihrem Körper herausholen. Lassen Sie sich in der Apotheke beraten. Nach einem solchen Bad fühlen Sie sich entspannt und wesentlich wohler als sonst und Sie haben noch etwas für Ihre Gesundheit getan.

8. Betrachten Sie die Leberreinigung

Gallensteine, in den Gallenwegen und der Gallenblase können zu medizinischen Problemen führen. Mit der Durchführung einer Leberreinigung, helfen Sie Ihrem Körper Giftstoffe abzubauen. Informieren Sie sich bei Ihrem Arzt.

9. Lehm und Ton für Ihren Körper

Diese Behandlung ist fantastisch, um viele verschiedene gesundheitliche Beschwerden zu beseitigen. (Probleme mit der Leber, Kopfschmerzen, Arthritis und Hautkrankheiten) Machen Sie sich z. B. eine Hautmaske, diese wird es Ihnen danken. Verunreinigungen werden beseitigt und Giftstoffe werden aus der Haut gezogen.

10. Versuchen Sie Koffein zu vermeiden

Schon wenn Sie Ihren täglichen Kaffee nicht mehr trinken, tragen Sie zur Gesundung (Entgiftung) Ihres Körpers bei. Koffein ist ein Giftstoff für unseren Körper. Ersetzen Sie Koffein mit Kamille, trinken Sie Tee anstatt Kaffee.

11. Für Ihren Magen Orangen und Fenchel

Mischen Sie ein Esslöffel und Fenchelsamen und kochen dies mit 2 Tassen Wasser auf. Süßen Sie diesen Tee mit etwas Honig und dann können Sie diesen trinken. Dieser Tee hilft gegen Verdauungsstörungen.

12. Verwenden Sie Rosmarin

Rosmarin ist ein Kraut, welches beim Kochen verwendet wird. Falls Sie Kopfschmerzen haben, kochen Sie sich einen Tee mit Rosmarin und trinken Sie diesen. Dieser Tee hilft auch gegen Müdigkeit.

13. Verwenden Sie Ipekakuanha Sirup, gegen Übelkeit

Wenn Sie erbrechen müssen, können Sie dies mit Ipekakuanha Sirup stoppen. Besonders geeignet, wenn Sie anhaltend erbrechen müssen, nehmen Sie es in kleiner Dosierung.

14. Nehmen Sie Ginkgo für bessere Konzentration

Ginkgo ist für seine Fähigkeit bekannt, den Geist zu stimulieren und das Gehirn zu helfen, Nährstoffe richtig aufzunehmen. In einigen Fällen bewirkte es auch den Alterungsprozess, verlangsamte den Ausbruch der Alzheimer-Krankheit. Ginkgo Blätter sind zu einem Pulver zermahlen und kann in vielen Produkten verwendet werden.

15. Ein Mix aus Knoblauch und Honig

Sie leiden an dem Risiko des hohen Blutdrucks? Hier könnten 2 gehackte Knoblauchzehen, gemischt mit einem Teelöffel Honig jeden Tag helfen. Honig und Knoblauch kombiniert wirken sich positiv auf unser Kreislaufsystem aus.

16. Bienenwachs gegen Ausschlag

Mischen Sie Bienenwachs mit Kräutern, wie Vogelmiere und Eibisch zu einer Creme. Diese tragen Sie auf Ihren Ausschlag auf. Diese Creme ist eine naturbelassene Möglichkeit, perfekt von der Natur entwickelt.

17. Versuchen Sie, Magnesium gegen Wadenkrämpfe

Viele Menschen leiden unter Krämpfen in den Beinen, besonders in den Waden. Trinken Sie mehr Wasser, dies wird Ihnen helfen. Geben Sie zu diesem Wasser etwas Magnesium bei, dies wird Ihre Krämpfe für immer beseitigen.

18. Belladonna gegen Ohrenschmerzen

Wenn Sie Ohrenschmerzen oder Ohrenentzündungen haben, können Sie eine schnelle Linderung durch Belladonna Extrakt bewirken. Dieser Extrakt hilft, Entzündungen in den Blutgefäßen zu verringern, welche eine häufige Ursache für Ohrenschmerzen ist. Belladonna hilft ebenfalls gegen: Zahnschmerzen, Fieber, Unruhe, Schlafstörungen und trockene Augen.

19. Johanniskraut gegen Stress

Dieser Pflanzenextrakt ist bekannt für seine Linderung von Depressionen und Angst. Johanniskraut gibt es in vielen Formen (Tee, Kapseln in Reformhäuser, Apotheken, Drogerien...)

20. Ivy gegen Verstauchungen

Ivy Extrakt ist eigentlich ein ausgezeichnetes Schmerzmittel, welches bei Verstauchungen und Zerrungen verwendet wird. Es kann aber auch bei schwerer Grippe oder Arthritis helfen.

21. Die Verwendung von Kamille bei Kinderkrankheiten

Kamille ist weitverbreitet in der Homöopathie, bei Kindern wirkt es sehr beruhigend. Kamille kann als Extrakt verarbeitet werden, so gibt es z. B. verschiedene Cremes oder Gels die speziell gegen Kinderkrankheiten hergestellt werden. Für Babys gibt es z. B. Kapseln, die unter der Zunge gelegt werden, diese geben Ruhe und lindern den Schmerz. 74. Verwendung von Zwiebeln, als Linderung für Beschwerden. Zwiebeln sind besonders für Allergiker geeignet, da sie zu 100 % aus der Natur kommen.

22. Lavendel zur Behandlung der Füße

Lavendel hilft sehr gut gegen Fußpilz und ist ist ein Heilmittel mit langer Tradition. Die Verwendung von Lavendel als Öl ist sehr verbreitet.

23. Pfefferminzöl gegen Kopfschmerzen

Wenn Sie chronische Kopfschmerzen haben und die herkömmlichen Medikamente versagen, versuchen Sie es mit Pfefferminzöl. Nur ein paar Tropfen auf der Stirn und Sie können Ihre Kopfschmerzen vergessen. Nehmen Sie sich ein paar Minuten, entspannen Sie sich, damit das Öl in die Haut eindringen kann.

24. Besser schlafen mit einer Sesamöl-Kopfmassage

Nehmen Sie ein wenig Sesamöl und massieren es vor dem zu Bett gehen in Ihre Kopfhaut ein. Diese Methode hilft aus sehr gut gegen Kopfschmerzen. Kopfmassagen im Allgemeinen hilft hier und in Verbindung mit Sesamöl unterstützt diesen Effekt noch.

25. Versuchen Sie es einmal mit extrahierter Passionsfrucht

Dies hilft gegen Angststörungen, Depressionen, Stress, Angst oder Hyperaktivität. Dieses Extrakt hat eine beruhigende Wirkung.

26. Stress auf natürliche Weise reduzieren

Eine der häufigsten medizinischen Behandlungen auf der Welt sind Angststörungen oder Stress. Hier hat glücklicherweise die Natur viele Gegenmittel erschaffen. Melisse, Lavendel und Baldrian, um nur einige zu nennen, diese Extrakte helfen gegen Angst und Stress. Nutzen Sie diese in den unterschiedlichsten Formen (als Öle, Tee, ...) Beugen Sie schon vor.

27. Mutterkraut gegen Kopfschmerzen

Mutterkraut ist schon seit Jahrhunderten bekannt und wird als Heilmittel verwendet. Es hilft gegen rheumatische Arthritis, Migräne und Kopfschmerzen. Diese Wurzel hat die Fähigkeit, Schwellungen und Fieber zu reduzieren. Mutterkraut gibt es als Tabletten oder sogar als Tee.

28. Bienenprodukte gegen Arthritis und Gelenkschmerzen

Wenn Sie unter steifen Gelenken oder Arthritis leiden, versuchen Sie Bienenwachs in den unterschiedlichen Formen. (Cremes, Honig, Gelee und sogar Bienengift), schaffen Linderung. Wenn Sie allergisch gegen Bienenstiche sind, sollten Sie diese Behandlung lieber nicht durchführen.

29. Ingwer als Heilmittel

Ingwer ist ein sehr gutes Mittel gegen steife Gelenke und Gelenkschmerzen im Allgemeinen. Sie können Ingwer als Kapsel oder im normalen Essen zubereitet zu sich nehmen. Ingwer ist ein Antioxidans, welches unseren Körper unterstützt und dazu beiträgt unseren Knorpel zu erhalten.

30. Korianderöl bei Gelenkschmerzen

Koriander-öle helfen bei Gelenkschmerzen und steifen Gelenken. Koriander-öle oder als Extrakt eignet sich sehr gut für Massagen oder Tee. Behandeln Sie Ihre Gelenke alle 24 Stunden mit diesem Extrakt.

31. Erkältungen stoppen mit Echinacin

Dieses Kraut wird schon seit Jahrtausenden gegen Erkältungen verwendet. Es ist vermutlich ein richtiger Immunität-Booster. Derzeit gibt es viele verschiedene Formen im Handel. Je nachdem, ob Sie es als vorbeugende Ergänzung oder zum Behandeln der aktuellen Symptome verwenden wollen.

32. Fügen Sie mehr Vitamin B Ihrer Ernährung zu

Vitamin B stärkt unseren Körper, unser Nervensystem, ist gut für unsere Haut, bei Erkrankungen der Atemwege und Asthma. Lebensmittel, wie brauner Reis, Kartoffeln und Fisch enthalten viel Vitamin B. Versuchen Sie Lebensmittel mit Vitamin B mehr Gewicht in Ihrem Speiseplan zu geben.

Hautprobleme

33. Achten Sie auf eine bessere Ernährung, das Ist besser für Ihre Haut

Viele Hautprobleme entstehen, durch eine falsche Ernährung. Dem Körper fehlen Nährstoffe oder er bekommt die falschen. Hier kann meist nur eine Entgiftung der Leber helfen, weil die Leber die meisten Giftstoffe aus unserem Körper filtert. Wenn Sie auf eine gesunde und ausgewogene Ernährung achten, dann werden Sie wahrscheinlich auch weniger Hautprobleme haben.

34. Wasser als Hilfe gegen Hautprobleme

Wenn Sie Hautprobleme wie Akne, Ekzeme oder ähnliche haben, dann trinken Sie mehr Wasser. Ansonsten kann die Haut an diesen Stellen austrocknen und zu noch größeren Problemen führen. Achten Sie darauf, dass Sie täglich 8-10 Gläser Wasser zu sich nehmen. Ihre Gesundheit wird sich verbessern, genauso wie Ihre Haut.

35. Verwöhnen Sie Ihre Haut mit Jojobaöl

Jojobaöl gibt es in verschiedene Formen und ist eine hervorragende Ergänzung für Haut und Haare. Dieses Öl ist für eine Verjüngung der Haut bekannt. Es repariert Haarprobleme und Probleme mit der Kopfhaut. Verwenden Sie ein Shampoo oder Duschgel, welches Jojobaöl enthält, für Ihre tägliche Körperpflege.

36. Verwenden Sie keine Giftstoffe zum Reinigen der Haut

Nehmen Sie zum Waschen und Reinigen der Haut lieber natürliche Mittel, diese haben keine oder nur sehr wenige

Reizstoffe und belasten also damit unsere Haut nicht so sehr. Andernfalls erfordert es, dass Ihre Haut härter arbeiten muss, um die Giftstoffe zu beseitigen.

37. Versuchen Sie Schwefel gegen Akne

Wenn Sie (meist aber Teenager) unter Akne leiden versuchen Sie Creme zu benutzen, die Schwefel enthalten. Schwefel ist eine natürliche Substanz, die in unserem Körper vorkommt, daher ist es vollkommen sicher. Schwefel hilft ebenfalls gegen Leberschäden, Kurzatmigkeit, Bindehautentzündungen und Laktoseintoleranz.

Checkliste

Abschalten

Stress und zu viel Arbeit sehen die meisten Frauen als Hauptursache für eine ausbleibende Schwangerschaft an.

✔ Lassen Sie los und sorgen für Ablenkung (Bei vielen Paaren dreht sich ab einem bestimmten Moment alles nur noch um den Kinderwunsch, es entsteht eine regelrechte Blockade.)

✔ Lernen Sie es, NEIN zu sagen (Privat und beruflich haben viele Menschen die Auffassung, es allen recht machen zu müssen.)

✔ Finden Sie eine Entspannungstechnik, welche zu Ihnen passt (Einfach mal raus aus dem Hamsterrad und aktiv abschalten.)

✔ Laden Sie sich nicht den ganzen Druck auf (Ihr Partner ist genauso daran beteiligt)

✔ Gönnen Sie sich "nur für sich" Zeiten (Dadurch bekommen Sie den Kopf frei.)

Ihr Zyklus

Ihren persönlichen Zyklus müssen Sie wirklich sehr gut kennen!

✔ Gutes Thermometer oder Zykluscomputer besorgen (Sie brauchen möglichst exakte Werte.)

✔ Basaltemperatur-Kurve erstellen (Damit ermitteln Sie Ihren persönlichen Zyklus.)

✓ Machen Sie sich mit der Zervixschleimmethode und Beobachtung des Muttermundes vertraut (Damit erhalten Sie noch mehr Anhaltspunkte über Ihre fruchtbaren Tage.)

✓ Damit haben Sie Ihre persönliche durchschnittliche Zyklusdauer ermittelt (Jede Frau hat einen anderen Zyklus.)

✓ Die Daten in eine App oder Kalender sorgfältig eingetragen (Dadurch behalten Sie ganz leicht den Überblick über die ermittelten Daten.)

Ihre Eizellen

Die Menge Ihrer Eizellen können Sie nicht beeinflussen, Verbessern Sie die Qualität Ihrer Eizellen!

✓ Auf gute Nährstoffversorgung achten, durch Lebensmittel und evtl. durch Nahrungsergänzungsmittel (Dadurch können Sie die Qualität Ihrer Eizellen erheblich verbessern.

✓ Auf ausreichend Bewegung achten (Die Nährstoffe werden dadurch besser im Körper verteilt und Ihr Wohlbefinden steigt.)

✓ Nicht rauchen (kleiner Denkanstoß)

✓ Auf Alkohol verzichten (kleiner Denkanstoß)

✓ Körpergewicht im Auge behalten (Leichter gesagt als getan, nichts überstürzen, wenn Sie Ihre Ernährung verbessern passiert das von ganz allein.)

✓ Bei der Einnahme von Medikamenten auf Nebenwirkungen achten. Kommunizieren Ihren Kinderwunsch offen mit Ihrem Arzt oder Apotheker und lesen Sie den Beipackzettel gründlich durch. Das gilt ebenso für Ihren Partner!

Darauf sollte Ihr Partner achten

Hier gilt Ähnliches wie bei Ihnen, oftmals wird der Partner aber nicht richtig in die Pflicht genommen. Also, hier die Tipps für Ihn (auch wenn ich mich wiederhole)

✓ Auf gute Nährstoffversorgung achten, durch Lebensmittel und evtl. durch Nahrungsergänzungsmittel (Dadurch kann die Qualität der Spermien erheblich verbessert werden.)

✓ Auf ausreichend Bewegung achten (Die Nährstoffe werden dadurch besser im Körper verteilt und das Wohlbefinden steigt.)

✓ Nicht rauchen (kleiner Denkanstoß)

✓ Auf Alkohol verzichten (kleiner Denkanstoß)

✓ Körpergewicht im Auge behalten (Leichter gesagt als getan, nichts überstürzen, wenn die Ernährung verbessert wird, passiert das von ganz allein.)

✓ Bei der Einnahme von Medikamenten auf Nebenwirkungen achten. Kommunizieren Ihren Kinderwunsch offen mit Ihrem Arzt oder Apotheker und lesen Sie den Beipackzettel gründlich durch. Das gilt ebenso für Ihren Partner!

✓ Keine engen Hosen tragen und auf kühlere Temperaturen achten (Hohe Temperaturen verschlechtern die Qualität der Spermien.)

✓ Das Handy nicht in der Hosentasche tragen. Studien zufolge hat das einen schlechten Einfluss auf die Qualität der Spermien.

Was sind sinnvolle Hilfsmittel und wie erkenne ich diese?

Da sich viele Dinge ändern, wollte ich hier keine Empfehlungen veröffentlichen. Nächste Woche kann nämlich schon eine andere Empfehlung sinnvoll sein.

Aus diesem Grund habe ich ein „Kinderwunsch Vergleichsportal" erstellen lassen. Darin werden die Empfehlungen täglich aktualisiert und man ist immer auf dem neuesten Stand.

Das Portal soll einen Mehrwert für die Leser meines Buches darstellen und ist auf herkömmlichem Weg schwer zu finden, da dies nicht unsere Priorität ist.

Ich möchte mit dem Portal einfach nur die Hilfestellung für Ihren Kinderwunsch komplettieren. So können Sie wirklich jeden Trumpf ausspielen. Sehen Sie sich unsere Empfehlungen an, bevor Sie sich einen Zykluscomputer, Basalthermometer oder Nahrungsergänzungsmittel, speziell für sie und ihn kaufen möchten.

Zum Kinderwunsch Vergleichsportal...1

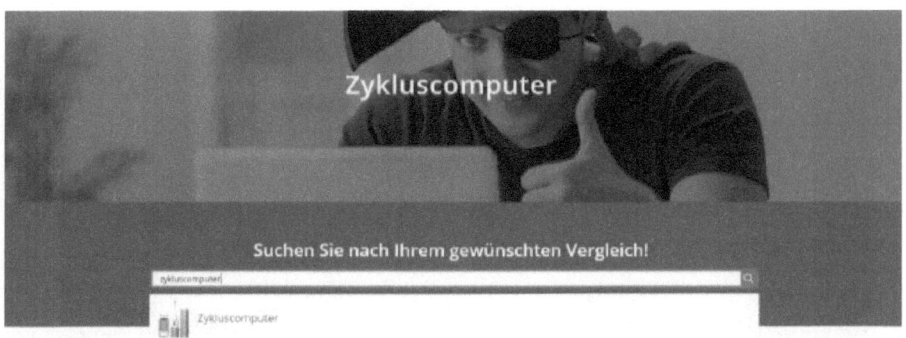

▶▶▶▶▶ www.vergleichspirat.de

Auf vielfachen Wunsch haben wir hier noch ein paar Dinge
Zusammengestellt, welche sich meine Leser am häufigsten
gewünscht haben.

Kinderwunsch Tagebücher und Blöcke

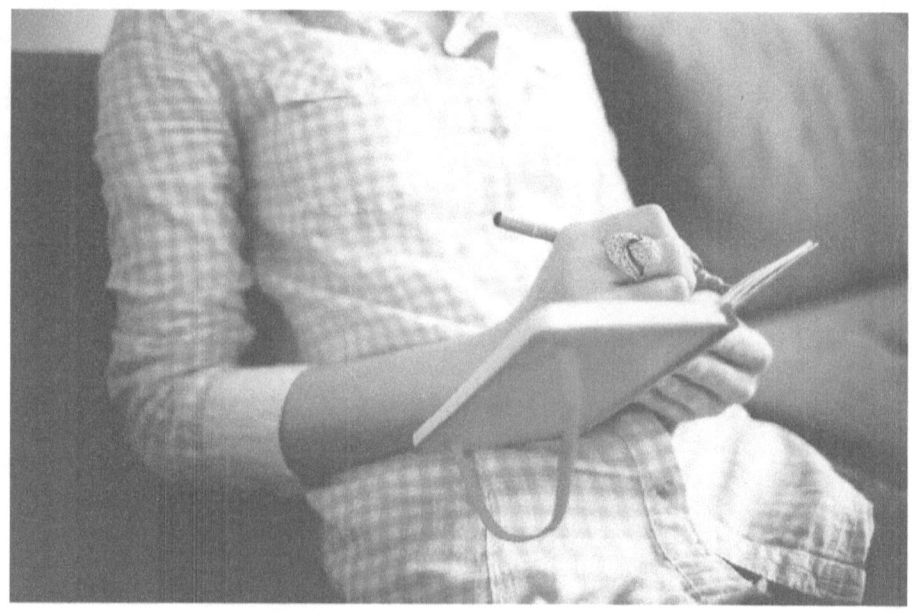

Hier kann man prima seine Fortschritte drin festhalten und hat später eine schöne Erinnerung
▶▶▶▶▶ www.schwangerwerden-30plus.de/wunschbücher/

Der Video-Kurs zum Buch

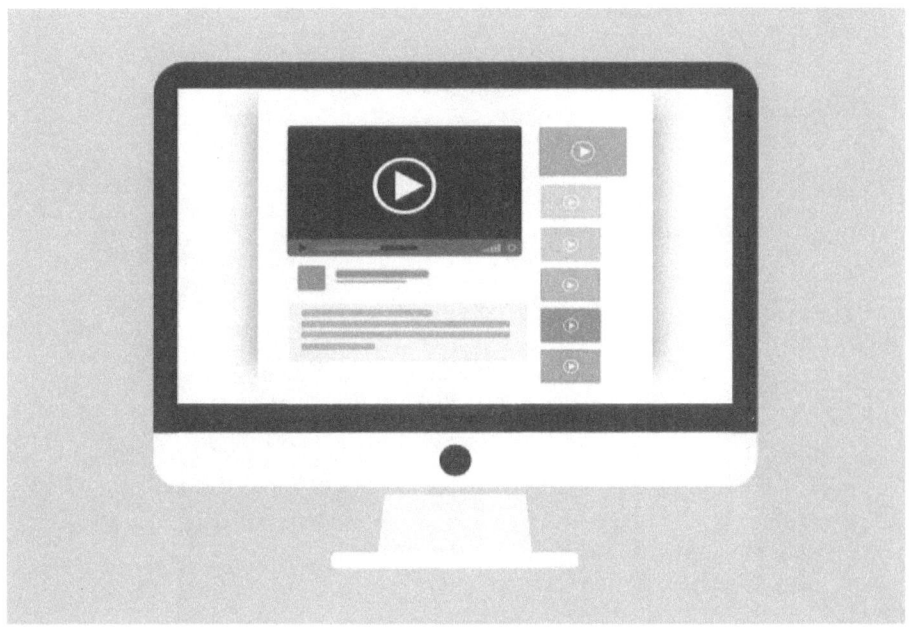

Exklusiv für unsere Leserinnen und Leser zu einem Sonderpreis
▶▶▶▶▶ www.schwangerwerden-30plus.de/video-kurs/

Das Hörbuch zum Buch

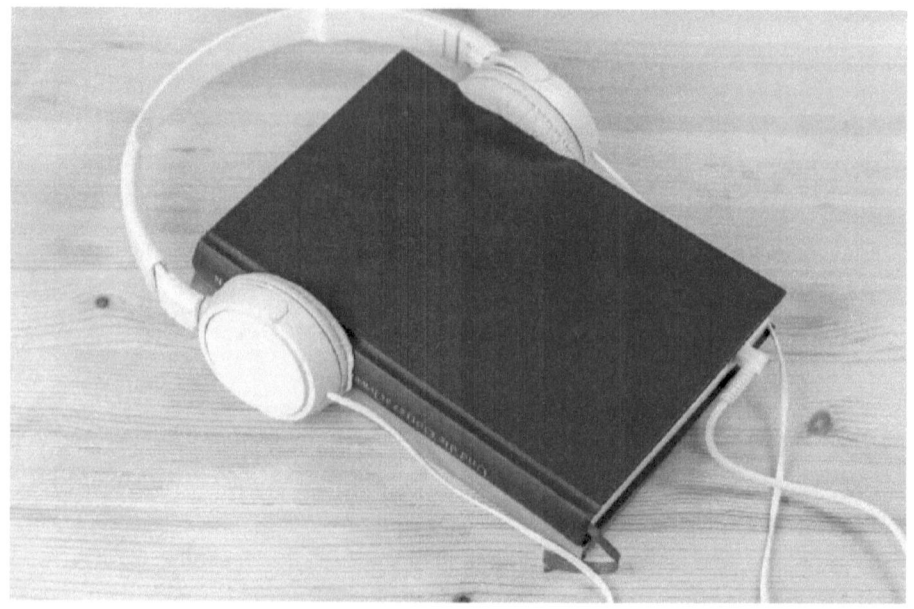

Exklusiv für unsere Leserinnen und Leser zu einem Sonderpreis
▶▶▶▶▶ www.schwangerwerden-30plus.de/hörbuch/

Schlusswort

Ich danke Ihnen sehr, dass Sie sich die Zeit genommen haben mein Buch zu lesen und freu mich noch mehr, dass Sie das Buch bis zum Ende gelesen haben.

Nun wünsche Ihnen von ganzem Herzen viel Erfolg bei der Umsetzung. Ich bin mir sicher, dass Sie hiermit Ihrem Ziel von einer tollen Familie einen entscheidenden Schritt näher gekommen sind.

Vielen Dank
Ihr Maximilian V. Wolfhagen

www.ingramcontent.com/pod-product-compliance
Lightning Source LLC
Chambersburg PA
CBHW021421210526
45463CB00001B/479